# 呆けずに長生き！

プラス思考で痴呆を予防する

10の提案

サン松本クリニック院長
天風会講師
松本光正 著

あっぷる出版社

# はじめに

老々介護という言葉があります。

八〇歳の妻を八五歳の夫が介護する、八〇歳の子どもが一〇〇歳の親を介護する。これが老々介護です。

子どもや孫との同居が少なくなった現代の家庭の姿です。

最近では、老々介護だけでなく「認認介護」という言葉も出てきました。

認知症の妻（夫）が認知症の夫（妻）を介護するのです。

老々介護に加えて認認介護です。いやいやたいへんな世の中です。

みんなが長生きするようになってきたからこういう現象が起きるのでしょう。

他の疾患はともかくとして、認知症（呆け・ボケ・痴呆症）だけには絶対になりたくないと思う方は大勢おられます。それが証拠に、呆け予防の本がたくさん出版されています。

たくさんあるのになぜ私が呆け予防の本を出版するかというと、私なりの考え方を入れた、ちょっと趣を変えたものを書きたかったからです。

「私なりの」というのは、他の本にはない「プラス思考」を中心にボケ予防を学んでいこう、ということです。

前向きに生きていくことが、呆けの予防に最良の方法なのです。

明るく朗らかに活き活きと勇ましく、笑って感謝して生きる。これが認知症を防ぐのです。

私は常日頃から、血圧の薬は認知症を招くからやめてくださいと強く言っています。薬をやめて頭にしっかりと血液、酸素を送って欲しいのです。

頭に血液を送らないようにする、そのために酸素や栄養が脳に届かない。それが血圧を下げる薬の正体です。大事な脳に、酸素や栄養を十分に送ることを邪魔するのが血圧の薬です。だから呆けるのです。血液の流れの圧力を下げるから血管が詰まって脳梗塞にもなるのです。

血圧の薬に限りません。コレステロールの薬も尿酸の薬も、糖尿病の薬も、風邪薬も、胃の薬も、どれも化学薬品です。人間という生物にはとても危険な代物なのです。

脳内には、危険な細菌やウイルスなどが入らないように脳血液関門という特殊な関所があります。脳は生物にとって最重要の臓器です。その大事な脳を厳しい関所で守っているのです。関所である脳血液関門が作られたのは化学薬品がない時代です。ところが今は空気も水も食品も化学薬品にまみれています。さらに、薬という多量の化学薬品が身近にあります。

残念なことに、化学薬品は脳を守る関所を簡単に通り抜けてしまいます。関所破りの名人なのです。脳に化学薬品という異物がいとも簡単に入り込み、認知症を引き起こすのです。

最近では、化学薬品である薬が呆けを招くのではないかと言われはじめました。

呆けを心配するなら気軽に薬を飲まないでください。

これは、認知症予防の本ではほとんど語られていません。どうぞこの本をお読みのみなさんは、気軽に化学薬品を飲まないでください。胃薬一つでも、かぜ薬一つでも、です。

医師にも言いたいのです。どうか気楽に薬を出さないでください。

本当にその薬は必要なのですか？　その薬をのまないと命が危険なのですか？　その患者さんは死ぬのですか？　その薬をのんだら寿命が延びたという科学データはあるのですか？

医師にこそ、薬についてもっと勉強してくださいと言いたいのです。風邪や血圧、糖尿病、骨粗鬆症など、本当に薬が必要なのですか？

医師である私が同業の医師にこういうことを言うのはとてもはばかられることです。しかし、医師はあまりにも気楽に化学薬品を投与しすぎるのです。それでは認知症の予防になりません。だから私は、仲間から嫌われても言い続けているのです。

よく考えて、一つ一つの薬の副作用を調べて薬を出してください。多くの薬が、呆けの一因になっているのです。

いまや一人の患者さんが二種類も三種類も、時には一〇種類以上の薬をのんでいるのです、のまされているのです。

とんでもないことが大学病院から街のクリニックまで、平気で行なわれているのです。でも、多くの医師はそう考えていないのです。

みなさんがご自身で学んでいくしかないのです。

呆け予防の本は私にとって二冊目になります。最初の本は二〇〇九年に書きました。時が経ち、呆けに対する考え方も医学も少し、進歩しました。日常のんでいる風邪の薬や血圧の薬、コレステロールの薬、胃の薬までが呆けを招くのではないかと言われる時代になってきたのです。

私は四〇年ほど前から「呆けの予防」という題で講演をしています。

しかし心の中では、「呆けの予防なんて無理だ。手先を使いましょう趣味を持ちましょうなどと言っても、科学的な根拠はないではないか」と、話をしながらそう思っていました。思いながらも、「呆けの予防」という題で講演を依頼されるものですから、その時代の最新の医学水準でそれなりに話をしてきました。しかし二〇年ほど前からは違います。

胸を張って、講演ができるようになりました。

それは、呆けが科学的に、少しずつですが解明されるようになってきたからです。そして科学的に少しは(あくまでも少しはです)予防できるのではないかと考えられる時代になってきたのです。

とはいえ、相変わらず治療薬の進歩はありません。全くないのです。それなのに呆け予防の薬、進行を遅らせる薬と信じて、医師は平気で薬を出しています。

ただし医師は、患者さんに嘘を言ったり、騙したりして薬を処方しているのではありません。効くものだと、進行を遅らせるものだと信じて疑っていないだけです。多くの副作用や薬害があるのに、副作用などないと信じているのです。副作用や薬害について知らないのです。

だからこそ私は、こういう本を書こうと思ったのです。

お金をかけずに呆けを予防するにはどうすればいいか。それは、プラス思考をすることです、積極的で前向きな考え方をするということです。プラス思考をするとおのずと笑いが生まれてきます。プラス思考と笑いで生活することが、認知症の予防に大きく関与しているということが科学的に言えるようになってきたのです。

このことは、呆けを心配している中高年の人たちにとって、大きな希望になることと思います。

私は学者ではありません。一介の街の臨床医、内科医です。

一人の臨床医として、これまでに沢山の人を診てきました。

その中には、呆けの人も多くおられました。

一一年ほど前から、私は老人ホームの中に小さなクリニックを開いています。毎日呆けの人と接しています。また年余にわたり少しずつ呆けていく、呆けの過程も診ています。なるほどこれが呆けなのかと気づかされることがたくさんあります。この職場は呆けを学び、理解するのにとても勉強になっています。学者のような理論的な話はできませんが、実地の臨床経験に基づいた話ならば十分にできると思っています。

ところで呆け、痴呆という言葉は、二〇〇四年から認知症という言葉に変わりました。しかし、呆け（ボケ）というのは立派な日本語です。古くから使われている言葉で、差別的な用語ではけっしてありません。認知症という言葉に置き換えても中身は同じです。短期の記憶が障害され、徐々に長期の記憶も障害されていく状態を表していることには違いありません。

言葉を言い換えても、認知症をばかにしたり、醜悪なものとしてみたり、恥ずかしいものとして遠ざけているならば、呆け・痴呆を認知症に変えた意味がありません。呆けと呼ぼうが痴呆と呼ぼうが、そこに優しいいたわりの愛情があればいいのではないでしょうか。呆けも痴呆も、なりたくてなるのではありません。なってしまった人はそのような状態であるし、障害者でもあるのです。いたわりと優しさで接しようではありませんか。言葉が問題なのではありません。なので、この本では呆け・ボケという言葉を使います。ご容赦ください。

学会の中でも、痴呆を認知症と言い換える論議が満場一致でまとまったわけではありません。認知症という言葉を使うことに反対した学者、識者も多数おられます。私は、日本古来の言葉を軽々しく変えるということにそもそも抵抗を感じるのです。

「認知症」という言い方はそもそも日本語の使い方から外れています。「認知」という言葉は「覚える」「考える」など、知的機能を表しています。

これに「症」をつけることがおかしいのです。

脚が悪い人は下肢機能障害、歩行障害者と呼びます。「歩行症」とは言いません。視力が衰えて見えにくくなった人は「視力症」とはいいません。視力障害者です。そういう意味で「認知」することができなくなった状態を「認知症」と呼ぶのはおかしいのです。強いて言うなら「認知障害者」と呼ぶべきでしょう。「認知が進んだね」は、「記憶力、思考力がよくなったね」と捉えるのが正しい日本語のはずです。それを、「呆けが進んだね」と捉えるように国民を教育してしまった学会こそボケにおちいっているのではないでしょうか。

「呆け」「痴呆状態」というより「認知症」などと「症」をつけると儲かる人がいるという、そういう医療界、政治の裏も知ってください。

認知症は「症」のつく病《やまい》ではないのです。呆け・痴呆という状態なのです。状態であって病ではありません。加齢現象によって脳が老化した姿です。変化した姿です。病ではなく状態です。

しかし、「症」とつけて病にしてしまえば、病だから薬をのみましょうとなります。薬を売りたいがために「症」のつく認知症にしたというのが真相ではないかと思います。

これは血圧についても言えます。「高血圧症」と言いますが、正しくは「高血圧状態」です。血圧の上昇とは病ではなく、加齢による血圧の変化です。血圧を上げて脳を守ろうとしている生物の防衛反応が高血圧なのです。

呆けという言葉を認知症と言い換えたように、一九九六年、成人病という呼称を生活習慣病に変えました。成人病という言い方では個人の責任は薄く、加齢により発症してくる疾患・状態だから国が責任を持たなくてはなりません。生活習慣病としたのは、「あなたの生活習慣が悪かったから、それはあなたの責任です。あなたが作った病なのですから、あなたの責任で、あなたのお金で、その状態に対処しなさい、国は面倒みませんよ」という背景があって改称されたという意見があります。

さらに、アメリカから兵器を爆買いするのには税金を湯水のように使いながら。医療福祉にはお金を出したくないという政府により、健康保険がどんどん改悪されていきました。このように、政府が行なう呼称の改称には裏があります。かなりいやらしい裏があるのです。御用学者の存在もあるのでしょう。政府財界に媚びて、原発を安全だと言っていた御用学者と同じ、きな臭さを感じるのです。

私は本能的に、痴呆を認知症に改称するということに嫌なものを感じてきました。しかし、今では認知症という言葉が社会に根付いていますので、認知症という言葉もしぶしぶながら使いますが、基本的には呆け（ボケ）で進めていきます。

この本には、笑いが多く入っています。それは呆けを馬鹿にしているのではありません。呆けをプラス思考で笑い飛ばそうという意味を込めているものとご理解ください。


ところで、日本は呆けのとても多い国だということをご存知でしょうか。

全人口における認知症有病率が二・三三％であり、ＯＥＣＤ加盟国のうちでダントツ一位だそうです。二位イタリア、三位ドイツと続きます。ＯＥＣＤの平均は一・四八％です。これは超高齢化社会が招いたわけではありません。日本の医療界、薬漬けの社会が招いた結果ではないかと私は思っています。

どうあれ、呆けの状態は困りものです。呆けたいという人はなかなかいません。

呆けないためにはどうすればいいいか。

この本を読んでしっかり呆けを予防していきましょう。

## もくじ

## 第3章　プラス思考で医療を考えよう　165

# 第1章　呆けとはなにか

## 呆けにだけはなりたくない

病《やまい》になったり、死ぬのはしょうがない。でも呆けにだけはなりたくないとおっしゃる方はたくさんおられます。そうですね、呆けはいやですね。

欧米ではなりたくない疾患の第一位が呆けです。

呆けたら、家庭の中で居場所がなくなります。それでなくても、高齢者にとって住みにくい世の中です。

昔はよかったです。高齢者が敬われていました。なんでも知っているのが高齢者です。だから若者は高齢者を尊敬していました。例えば、春先に畑に種を撒こうとしたが、冬の間の天候不順、今、撒いたほうがよいのかちょっと待つべきなのか判断に困ると、若者は村の長老、家族の長老に教えを請いに行きました。長老は永年の経験できちんと判断し指示します。これが昔の高齢者の位置でした。

それが今はどうでしょう。高齢者が若者に物を尋ねる時代です。

スマホはどうやって使うのか。ラインのやり方がわからない。もろもろを若者に尋ねないと生活できない時代です。時には小さな孫にまで聞かなくてはならない、そういう時代です。

年寄りが物知りとして敬われるどころか、何もわからない人として扱われているのです。いやいや住みにくい世の中です。

アフリカのマントヒヒのほうが、年寄りがはるかに敬われています。マントヒヒの群れが移動中、川にさしかかりました。しかし川は増水していて渡れません。その時、群れを率いて先頭にいた若いマントヒヒがとことこと後ろに行きました。後ろには、脚の弱った高齢のマントヒヒがいます。若いマントヒヒは長老になにやら相談しています。するとどうでしょう、高齢のマントヒヒが下流を目指して歩き出しました。しばらく行くと川の浅い所に出ました。群れは無事に川を渡れたのです。長老に若いボスが教えを請うたのです。長老が指示し、若者はそれに従ったのです。いいですね、マントヒヒの世界は。まだ高齢者が物知りとして敬われているのです。

「村の渡しの船頭さん」という童謡があります。

「♪村の渡しの船頭さんは　今年六〇のおじいさん　歳はとってもお船を漕ぐときは　元気いっぱい艪がしなる」という歌です。

若い人はなかなか知らない歌でしょう。これは一九四一年に広島で作られた歌です。当時は六〇歳の男性が渡し船を漕いでいると「あの人はすごい！」と歌になったのです。今はどうでしょう。九〇歳の人がダンプカーを運転しているならまだしも、六〇歳ならまだまだ若手。そういう時代なのです。しっかりと頭を若々しく保って生きていかなければなりません。呆けてなどいられないのです。

## 自分の能力に自信を持とう

サヴァンという人たちがいます。ものすごく頭がよい人たちです。例えば二冊の本を並べ、同時に二冊とも読んでしまうのです。読むだけでなく二冊とも完全に暗記してしまったりします。これがサヴァンです。サヴァンの人は社会生活ができません。自閉症などの発達障害という状態だからです。しかしもの凄い能力を持っているのです。八〇〇〇冊の本をすべて暗記しているサヴァンもいます。

脳神経学者の茂木健一郎という方がいます。茂木先生がアメリカのサヴァンを訪ねたときの話です。サヴァンの方が茂木先生に「お誕生日はいつですか?」と尋ねました。茂木先生は「一九六二年一〇月二〇日です」と答えました。するとそのサヴァンは即座に、「それは土曜日ですね」と答えました。これをカレンダー計算と言います。

記憶力のコンテストで世界一になったドイツの二〇代の青年がいます。この青年は自閉症ではないので正確にはサヴァンではありませんが、サヴァンと同じ能力を持っています。青年は、「この三〇年間で八月一日が金曜日であったのは何年と何年でしょう」という質問に、しばらく考えた後に、〇〇年と〇〇年と〇〇年と答えました。カレンダーを次々とめくっていくと全部合っているのです。

別のサヴァンの話です。ロンドンの上空をヘリコプターで飛んでもらい、降りてきてから上空から眺めた絵を描いてもらいました。すると、沢山のビルというビルを寸分間違いなく描いたのです。

音楽に素晴らしい才能を持っているサヴァンもいます。フランスに、どんな曲でも聴いたらすぐに暗記してピアノで弾くという才能を持つ人がいます。その人に日本の音楽のCDを本人の目の前でプレーヤーにかけました。曲は美空ひばりの「愛燦々」です。おそらく聴いたことがないだろうということで、この曲を持っていったそうです。聴き終わった途端に、そのサヴァンはすぐにピアノで弾きこなしました。過去に聴いたことのない、今初めて聞いた日本の歌謡曲をです。

私が言いたいのは、人間は誰しもがこのような能力を持っているということです。サヴァンの人にだけある能力ではないのです。社会生活を営んでいる普通の人はなんらかの覆いが脳にかけられています。しかし脳の奥深くには素晴らしい力があるのです。誰もが、です。ここに自信を持って欲しいのです。私なんか頭が悪い、記憶力が悪いなどと思う必要はないのです。

## 老人性痴呆とは

はじめにでも書きましたが、二〇〇四年からは「痴呆症」ではなく「認知症」と呼ぶようになりました。ましてや「呆け・ボケ」などと書いたらあちこちからおとがめが来る時代です。

老人性痴呆というのは成人期に起こる認知機能の障害で、日常生活に支障をきたした状態です。原因になる疾患は七〇くらいあると言われています。以前はアルツハイマー型と脳血管性の二つに分けていましたが、レビー小体型など新しい考え方ができてきました。以前はアルツハイマー型が三〇%、脳血管性型が五〇%と言われていましたが、今では五〇%がアルツハイマー型です。私はアルツハイマー型がもっと多いのではないかと思っています。二〇一九年の報道では五〇%がアルツハイマー、一五%がレビー小体型、一五%が脳血管型、残りの二〇%はその他だとされていましたが、アルツハイマー型が六〇%という統計もあります。

妄想などが先行するのがレビー小体型ですが、一五%はちょっと多いのではないでしょうか。私の実感としてはせいぜい五%くらいに思えるのですが、専門病院には多く集まるのかもしれません。

レビー小体型というのは、記憶はそれほど障害を受けません。脳の中の海馬という記憶の中枢がやられないからです。そのかわり嗅覚に異常をきたしたり、幻視や寝ぼけが生じます。脳の処理速度が落ち、妙な行動をとることが多くなり、端から見ると、ちょっと変だな、と感じるようになります。例えば、五月の節句に食べる和菓子の「ちまき」を笹の葉ごと食べたりします。ちまきの食べ方が思い出せないのです。しかし素人目にはこれが痴呆症だと判断するのは難しいでしょう。

脳卒中の多かった数十年前、日本では、呆けのほとんどは脳血管型とされていました。今では脳卒中が激減(死因の一位から五位に)したのでアルツハイマー型が最も多くなりました。そのため、呆け=アルツハイマー型認知症と呼ぶようになっています。

アルツハイマー型というのは、一九〇七年にドイツのアルツハイマー博士が、呆けた人の脳の中に特殊な老人斑を発見したことからその名前が付けられています。

二〇二〇年度の統計では日本の痴呆高齢者は六〇二万人で、六五歳以上の高齢者の約六人に一人と推計されています。医療機関を受診している数がこれだけですから、受診してない数も含めるとこの倍はいるでしょう。

## 呆けるが勝ち

呆けたくない呆けたくないと思うより、早く呆けたほうが勝ち！　というプラス思考的な？　考えかたもあります。呆けたら何もわからないのですから。

たいへんなのは世話をするほうであって、呆けている本人は何も知りません。そう考えると、早めに呆けたほうが勝ち、という捉え方もできます。

また、呆けを人間の生理的なものと捉えると、死の恐怖から逃れるための本能的な行為ととることもできます。

死ぬのはいくつになっても怖いものです。これは本能です。

その怖さを、死が近づいたときに和らげてくれるのが呆けであると考えれば、いっそ呆けてもいいのではないでしょうか。呆けずに意識がはっきりしたまま死を迎えるのは辛いことです。考えてみてください。余命幾ばくもない自分を。例えば一カ月か二カ月。もしくは一週間か二週間で死ぬとします。

だんだんものが食べられなくなってきた、水も飲めない、身体はだるい、起きあがれない、尿も便も垂れ流し、だけど頭だけはしっかりしている。死が近づいていることをひしひしと感じる。今眠ったら二度と目が開かないかと思うと怖くて目もつぶれない。

どうです。頭がはっきりしているということはこういうことです。死の恐怖を味わわないように自然が取りはからってくれたと思えば、呆けは呆けとして潔く受け入れるのもプラス思考かもしれません。

しかしこれは、ほんとうに呆けたときのための最後のプラス思考ということにしておきましょう。なんだかんだ言っても、ボケないほうがいいに決まっています。自分のためにも周りの人のためにも。

## 呆けたときのために

とはいえ、呆けたくないと思っていても呆けるかもしれません。これは誰にもわかりません。この本は呆けないための本ですが、呆けたときのためにちょっと書かせてもらいます。

普段、他人に嫌われている人が呆けたとします。さあ他人はなんと言うでしょうか。「あいつ呆けたんだってね。ざまあみろ」と言われるかも知れません。これは寂しいですね。そうならないためには今、現在の生き方が大切です。

世のため人のためにせっせとつくし、正直、親切、愉快にを貫き、誰からも愛され、仏様のようだと言われた人が呆けたとき、世間はどう言うでしょう。「あの人が呆けたって？残念だね。世の中無常だね」などと言われるでしょう。「ざまあみろ」とは大違いです。そうなるためには現在をしっかり生きることです。

呆けは、理性で抑えていたものが、抑えきれなくなって表面に顔を出してくることでもあります。お金に執着している人が呆けると「お金を盗られた、貯金通帳がなくなった、通帳を盗られた」となります。スケベはよりスケベになります。呆けたときに色じじいと言われます。自分は偉いんだと威張り癖のある人は、介護する人の言うことをきかない人になり、嫌われます。普段から怒りやすい性格の人はその本性が出てきます。暴力的な人は暴力をふるうようになります。

普段からなんでも「ありがとうありがとう」と言う人は、呆けても「ありがとう」と言います。こういう人には介護の人も優しくしてくれます。

呆けると人の本性が出てくるのです。これを胸に刻んで、人生をしっかりと生きていきましょう。

## 痴呆という言葉

「痴呆」という漢字を分解してみましょう。

「痴」は「病だれ」に「知」と書きます。「知恵、知識、知能」などが病になった状態です。

痴呆の「呆」という字を上手に解説した人がいます。

呆は楽という字から頭の毛のようなノの字をとって、横のちょんちょんと出ている耳をとって、中の目もとった字が呆という字です。言い換えると頭が薄くなって、耳が遠くなって、目もかすんできた状態だというのです。うまいですねこの説明は。

私もボケの年齢に近づいたのか次のような経験があります。二十数年前、五五歳頃のことです。ある朝、いつものように診察室の机の前にある椅子に座りました。そして見るともなく机の上に目をやりました。ところがいつもの机の上の光景とは違うのです。一瞬頭の中が真っ白になりました。パニックになりました、ウワーッと叫びたくなるような、なんとも言えない強い不安感が湧いてきたのです。

その瞬間、私は何が違うのかはわかっていませんでした。机の上にいつもある、種々の印鑑を入れた小さな木製のケースがなかったのです。ケースがない机の前に座って、一瞬パニックに陥ったのです。頭の中が真っ白になるのがわかりました。何がなんだかわからないのです。恐怖さえ感じていました。日常的にいつも使っている小さな木製のケースがないということだけで、自分のおかれている立場が飲み込めないのです。呆けというのはこういう状態ではないかと思うのです。

同じような経験をされた方も多いのではないでしょうか。幸い、私は一瞬のパニックだけで、すぐに何が起きているのか、自分は何をしようとしているのか、正常な判断に戻ることができました。

呆けというのはこのパニックがずっと続いている状態だと言われています。

高齢の方が病院に入院すると、数日も経たないうちに呆けてしまったという話をよく耳にします。私の患者さんにもおられました。なぜそうなるかというと、いつも自分が見慣れている自宅の壁やカーテンや箪笥や食器棚が一瞬にしてなくなり、白い壁やカーテンに囲まれた世界になり、ベッドだけが並ぶ環境に、いきなり説明もなしに放り込まれたからです。変化した環境についていけないのです。私の目の前から印鑑のケースが消えたのと同じ状態です。いつもと違うこと、周囲の変化に脳がついていけないのです。

こういう場合、病気の治療など後回しにして、早々と退院させて、元のご自分の部屋、生活に戻してあげるとすぐに呆けの症状はなくなります。これは呆けというものを理解する上で大いに役立つ事象です。

## 呆けの生理学的説明

脳の中の大脳皮質に海馬と名付けられた場所があります。最近ではテレビでも新聞でもこの海馬という言葉が登場する時代ですから、多くの人がご存知だと思います。

海馬などという専門用語が一般人の間に平気で入り込むのですから医師もたいへんです。

などと愚痴っぽく言ったのではこの本のタイトル、プラス思考が泣きますので、説明しやすい時代になったと考えることにします。

この海馬の細胞が障害を受けると呆けにつながります。海馬という名前の由来はこの領域がギリシャ神話の中に出てくる馬の前脚にその形が似ているからだとか、海のタツノオトシゴに似ているからだとか、いろいろ言われていますが定かではありません。

海馬は短期の記憶になくてはならないものです。ここが壊されると短期の記憶に障害が起きるのです。

今、聞いた話をすぐに忘れる。今、自分が話したことをまた話し出す。それを何度も繰り返す、などというのは海馬に障害が出てきた状態です。

海馬は新しい記憶の入り口ですが、出口にも関係しているという説もあります。出口が壊れているから、過去に覚えた俳優の名前が出てこない、歌手の名前が出てこないという現象が起きるというのです。

海馬や脳の新しい皮質は先に壊されるのですが、古い皮質、とりわけ運動を司る運動野というところは最後まで残ります。なので、脚の丈夫な方は呆けてもあちこち歩き回るのです。

家族や周囲のものにとって、歩き回られるのは本当に困るものです。

時には本人も行ったことのない、よくもこんなに遠くまでと思うほど歩いていってしまうことがあります。

運動野が先に壊れてくれると介護はやりやすくなります。動けないのでベッドに寝ていてくれるからです。いくら呆けても手がかかりません。見張っている必要もありません。ところが最後まで残るのが運動野なので、とっととことっとこ出ていってしまいます。これが徘徊です。出口の見えない迷路に入ってしまったようなものです。

なぜ徘徊が起こるのか。本人は子どもの頃に通った小学校にでも行くつもりだとも言われています。学校に行かなければ、と思って歩いているのです。

このように、痴呆というのは子どもの時代に還ってしまっている状態です。

二〇一九年の統計では、呆けが原因で警察に行方不明届が出された人は一万七四七九人でした。この時点で、七年連続で過去最多を更新しています。

徘徊。これは家族にとっても本人にとってもたいへんな問題です。俳人芭蕉の俳諧と字は違いますが、どんどん奥の細道に入っていってしまうところは似ています。

芭蕉は詠みました。

「静けさや　岩にしみいる　蝉の声」

痴呆の人なら次のように詠むでしょう。

「静けさや　ここはどこやら　わたし誰？」

自分がどこにいるのか位置感覚がありません。また時間の感覚もありません。そして自分の存在さえわからないのです。

さらに芭蕉は詠みました。

「蚤虱《のみしらみ》　馬の尿《しと》する　枕元」

痴呆の人はそんなことでは済みません。

「蚤虱　わたし尿する　枕元」

尿をするという意識はあっても、トイレと枕元の区別がつかないのです。

でも本当は、痴呆の方に「徘徊」という言葉を使うのは正しくありません。「徘徊」という言葉は目的もなく、あてどなく、ただ歩いている状態を指しています。

痴呆状態の人が歩き回って帰れなくなっている状態はたしかに徘徊のように思われます。しかし、これを科学的に考えると徘徊ではないのです。それぞれ、幼稚園に行こう、小学校に行こう、仕事に行こうと思って歩いているのです。目的があるのです。だから厳密には徘徊ではないのです。

## アルツハイマー型痴呆症の特徴

**初期**　時間がわからなくなる。
今日は西暦何年なのか、令和何年なのか、秋なのか冬なのか。六月なのか一二月なのかわかりません。
**中期**　場所がわからなくなる。

自分のいるところがわかりません。診察室の患者さんに聞きます。「ここはどこですか？　関東地方ですか、埼玉県ですか？　自宅ですか？　病院ですか？」と聞いてもわかっていません。

**末期　人物がわからなくなる**

妻を見ても「あんた誰？」、子どもを見ても「あんた誰？」となります。

あんた誰？　と言われた身内は寂しいものです。

私の父親も呆けました。そして最後は私のこともわからなくなり、「あんた、どなたさんですか」と聞くので、「息子の光正だよ」と答えても「さあ知りませんな」と、言っていました。そう言われたときはちょっと寂しくなりました。

## 早期に発見する意義は少ないが……

ボケを早期に発見することは多少、意義があります。あくまで多少です。決して多くはありません。早期に発見する意義は、呆けの中にはほんとうのアルツハイマー型呆痴呆症でないものがわずかに含まれているからです。

治療可能なものとしては、正常圧水頭症という病気など幾つかあります。呆けのように見えるが本当の呆けではない可能性もあるのです。いちどは医療機関を受診して調べてもらうといいでしょう。これは治ることも多々あります。

私の症例でも、痴呆のように見えたがアルツハイマー型の痴呆ではなく、一時的に痴呆のように見えただけという例がありました。

私の母親もそうでした。八五歳の時です。どうも最近、急速に呆けてきたなと気になっていました。普段は和歌を詠んだり謡曲をしたりする理知的な人でしたが、急に本を読まなくなったと思ったら、字が読めなくなっていたのです。ひらがなも忘れていました。そこで、子どもの絵本を買ってきて一生懸命に字を教えました。そのうち、左に傾くようになってきました。これはおかしいと思いCT検査をしたところ、頭の後ろのほうにクルミ大の脳腫瘍ができていました。これは十数年前にみつかり、そのまま放置していた肺癌の脳転移です。幸運にも手術のしやすい場所でしたので外科的に腫瘍を摘出しました。すると、翌日から元のようにしっかりし、再び本も読み和歌も作るようになりました。

こういう例もあるので、呆けたと思っても一度は医療機関を受診してみることをお勧めします。一度だけで結構です。本当の呆けですと言われたら、それ以上通っても無駄です。お金がかかるだけです。

## アルツハイマー型ならば薬が効く?

アルツハイマー型なら薬が効くかのような報道があります。私は期待しないほうがいいと思います。医学はそれほど発達していないのです。新薬開発や技術革新の報道などから、一見、医学が飛躍的に進歩発達しているように思う方もおられるかもしれません。しかし考えてみてください。白髪を黒くする医学はありますか? ありません。それは誰でも知っています。白髪一本黒くすることができない今の医学が、頭蓋骨の中にある脳の細胞を若返らせることなどできるわけがないのです。ただし、今もっとも盛んに研究されている分野ですから、もしかすると三〇年後くらいには効果のある薬が出てくるかもしれません。三〇年後? とびっくりされるかもしれません。しかし、医学の進歩とはそんなものなのです。あるいは一〇〇年たっても出ていないかもしれません。

ほとんど効かないのに、呆けの薬は値段の高い薬です。私は妻に言ってあります。「私がボケても薬はいらないよ。そのお金があったら、おいしいものでも食べさせて」と。

みなさんが藁をも掴む気持ちで薬を服用する気持ちは充分わかります。しかし藁は藁です。

掴んでも沈むものは沈むのです。掴んだって掴まなくたって呆けは変わりません。

変わらないだけならまだしも、危険も伴います。暴力的になったり、心臓にもよくありません。今ある認知症薬は、元々が地下鉄サリン事件のサリンの化学構造がちょっと変形した薬剤なのです。

二〇二一年にアルツハイマー病の原因の一つであるβアミロイドを減少させるという新薬の開発が話題になりましたが、呆けに効く、呆けを予防する薬は一切ないと思ったほうがいいでしょう。

「ほとんど効かないにしても進行を遅くするのではないでしょうか？」と質問を受けることがありますが、のんだから進行を遅らせることはありません。製薬メーカーの効能書きにも、効くという言葉はおろか、進行を遅くするなどという字句はありません。効かないことを知っている医師が、効かないとは言えないので苦し紛れに進行を遅くするかも、ということを言うのです。そういう言葉を頭から信じないように、ご自分で調べてみてください。薬によって進行が遅くなるなどという科学的根拠はないのですから。

それどころかたくさんの副作用が知られています。徘徊をどうにかしたいと思って薬をのむことで「徘徊」が出現するかもしれません。心臓や肝臓が悪くなるかもしれません。みなさんが思っているより薬は怖いものなのです。

呆けに限らず他の疾患でもそうですが、多くの医師は自分の出している薬の副作用についてあまり知りません。患者さんに何かが起きたとき、それが薬のせいだとは考えません。考えつかないのです。さらに、何か他の原因で起こったのだろうと考えるのです。また、よその患者には起こっても自分の患者には起こらないと思うものなのです。

話は跳びますが、インフルエンザワクチン、肺炎球菌ワクチンなども同じことです。予防の効果がなくても、ワクチンをしておけば重症化を防ぐと思っている医師はたくさんいます。もちろん国民もそう思っている人がたくさんいます。

でもそんなことはありません。

ワクチンをしてもかかるものはかかるし、重症化するものはするのです。重症化を防ぐ、進行を遅くするということはないでしょう。というのは、重症化を防ぐとか進行を遅くしているという科学論文は一つもないからです。

以前テレビで流れていた肺炎球菌ワクチンのCMが最近は流れなくなりました。なぜ流れなくなったのでしょう。効くという科学的論文もないし、ましてや症状が軽くなるという実験もないし、論文もないからではないでしょうか。これは私の勘ぐりですが、訴えられる前に素早く身を引いたのかもしれません。インフルエンザワクチンのＣＭもテレビに流れなくなりました。なぜでしょう？　これも同じことです。

認知症の薬が世界的に広く使われていると思ったら大間違いです。むしろだんだん使われなくなっています。認知症薬の代表であるアリセプトもメマリーもフランスでは保険診療から削除されました。効かないからです。

しかしほとんどの医師はこのことを知りません。知ろうともしません。あるいは他人事のように思って使い続けます。どうしてでしょう？

国民の一人一人が科学的に、プラス思考で医療を考えること、学ぶことが必要なのです。

## 患者さん本人に呆けの説明ができる時期

患者さん本人に呆けの説明ができるのはいわゆる「まだら呆け」の時期です。呆けもあるがないこともあるという時期です。自身の呆けを知ったほうがいいのか知らないでいたほうがいいのか、微妙なところです。

早めにご自分の呆けを知ってなんらかの対処が必要だとお考えになる方は、早めに説明を聞かれるのもいいと思います。

しかし多くの場合、呆けを早く発見しても遅く発見しても「治療」に差はありません。「治療」と書きましたがそもそも治療などないのです。なのに、マスコミからは薬物による治療があるかのように、「早く発見しましょう、そうすると……」などという無責任な発言が多々聞こえてきます。その結果どうなるでしょう。例えば夫婦のどちらかが呆けになると、「あの時私が早く気づいていたらこんなことにならないで済んだのに」などと自分を責める悲劇が起こるのです。

早く発見しようが遅く発見しようが事態はなんら変わらないのです。自分を責めるようなことはしないでください。

またまた話が跳びますが、これは「癌」の話にも通じます。本書の読者の中には高齢者の方もおられると思います。拙著『健診・手術・抗がん剤の前に読む癌の本』に詳しく書きましたが、高齢者が「癌」の検診をしてどうするのでしょう？　早期発見早期治療をすれば九〇や一〇〇歳まで生きられると思うのでしょうか？　そんなことはありません。手術や抗がん剤で治るのでしょうか？　治りません。むしろ苦しいだけです。

検診の結果、自分には癌があると心配して生きなければなりません。いっそ死ぬまで知らないほうがいいのではないでしょうか。人間も生物《いきもの》です。遅かれ早かれ死ぬのです。それに、高齢者の癌の進行は遅いのです。

早く見つけなかったと悔やむ必要はありません。私が早く見つけてあげなかったから、などと悔やむ必要はありません。遅く見つかったほうが人生は楽しいはずです、有意義なはずです。遅く見つかったから、死ぬ直前まで元気に楽しく過ごせたのです。何年も前に見つけて精神的に苦しんだあげく、手術をして、放射線をかけて、抗がん剤を使用して苦しんで、結局亡くなっていかれた方を私は大勢診てきました。

高齢なのですから、苦しい手術をして、何年生きるのですか？　苦しい抗がん剤を注射して何年寿命が延びるというのでしょう？

## 痴呆の発見

痴呆のはじまりに気づくのは、たいていの場合、身近な人です。

料理の味付けがいつもと違う、いつも賽の目に切っていたお豆腐がどうも不揃いになってきた。こういうのも呆けのはじまりの時の症状です。

診察室で家族に聞きます。「同じことを何度も聞いてきますか？」。そうすると「ついさっき聞いたのにまた同じことを聞きます」と答えます。こういうのは呆けです。つい今しがたのこと、つまり短期記憶に障害を持ったので、何度も同じことを聞くのです。

私の父親もそうでした。便秘になると私に電話をかけてきます。「おい、便秘の薬はどこだ？」「机の上にありますよ」と答えると、「わかった」と言いながら、その数分後にはまた電話をかけてきます。「おい、便秘の薬はどこだ？」。また答えます。これを数回繰り返さないと気が済みませんでした。また、同じ話を何度も繰り返します。小学校の時は、ああだったこうだった。三分ぐらいの話をエンドレステープのように何度も話をします。こういうことがはじまると、呆けだと思って間違いありません。

しかし実際には、呆けがはじまったかどうか、なかなかわからないものです。はじまりどころか、かなり呆けていても他人にはわからないものです。私の診察室でもしばしばそういうことに遭遇します。

母親が同じことを何度も聞くようになり物忘れもひどいと、娘さんが母親を連れて診察にきました。

「お幾つですか。生年月日は？」と聞くと

「七六歳です。昭和〇年〇月〇日生まれです」と答えます。

「どこが悪いのですか?」と聞くと、

「最近、胸が痛いし、食べるとお腹がもたれるのですよ。脚もちょっとむくみます」

受け答えは実にまともです。三分や四分の診察ではとても呆けとはわかりません。

私の父親の場合もそうでした。内科医の私が他人の呆けがわからなくても少しは許されるかもしれませんが、専門の精神科医がわからないのです。

同じことを何度も話し、聴いたこともすぐに忘れるなどの症状が出てきた父親を、総合病院の精神科に受診させました。診察後に、精神科の医師は「お父さんは呆けていません」と言うのです。これには唖然としてしまいました。「あなたのほうが呆けてんだ」と言いたくなりました。しかしこれはいい経験でした。精神科医でもわからないものなんだな、ということがわかったからです。

父親の受け答えがまともで、数分の診察ではわからなかったのだと思います。

わかるのはいつも身近にいる人なのです。たまに会う人が、「あら、呆けたって聞いたけどぜんぜんしっかりしているじゃないの」などと言うことがあります。そういうことは言わないほうがいいですね。傍にいる人は苦労しているのですから。

## 痴呆と物忘れの根本的な違い

痴呆とは物事を丸ごと忘れることです。

「今朝、ごはんを食べましたか?」と聞いたとき、食べたのに食べていないと言う人は痴呆です。朝食という出来事を丸ごと忘れているからです。こういう人が「うちの嫁は私に御飯を食べさせてくれない、自分だけ食べている」と言うのです。

物忘れは違います。「朝ご飯を食べましたか?」と聞くと、「食べました」と答える。「何を食べましたか?」と聞くと、「うーん、なんだっけな?」。これは物忘れです。朝食を食べたことを忘れていないからです。単なる物忘れですから心配ありません。

結婚式に家族みんなで出席しました。帰宅してから家族が「おなじテーブルにいたあの人、名前なんだっけ?」と聞くのに対して「え、そんな人いたか?」というのは物忘れです。出席しているのに「俺をおいておまえたちだけで行ったのか」と言い出したら痴呆です。結婚式という出来事を丸ごと忘れてしまっているからです。

男性が排尿後にズボンのチャックを上げ忘れるのは呆けではありません。これは「うっかり」です。心配はいりません。チャックを下げずにおしっこをしたら、呆けです。上げると下げるで大きな違いです。

しかし、実際、自分でも物忘れのひどいのには呆れてしまいます。

ある日、階下の診察室にいるとき、二階に置いてある鞄の中のノートが気になり、急いで駆け上がり、机の上の鞄を開けながら、あれ？　自分は一体なにをしているのか？　と、わからなくなったことがありました。ありました、などと過去形で書いていますが、今でもそういうことがあります。しばらくすると思い出して、一人苦笑いしているのですが、これは物忘れです。呆けではありません。

同い年の友人にこのことを話したら、「俺なんか、そんなことは一度もないよ」と言うのです。「たいしたもんだね」と言ったら、「おれんち平屋だもん」。

私の子どもが小学校五年生の時でした。二階からダーッと走って降りてきて、「あれっ！　ボクなににしに降りてきたんだっけ？」と言うのです。この種の経験、みなさんもおありでしょう。子どもでもあることなのですから、どうぞご安心ください。

時々、患者さんを前にして薬の名前が出てこなくて困ることがあります。なんとか思い出そうと努力するのですが出てきません。それも滅多に使わない薬の名前が出てこないのならまだ許せます。しかし、毎日のように使っている薬が出てこないことがあるのです。

こういう現象は、「引き出しの取っ手が壊れた状態」だということができます。取っ手が壊れて引き出しが引っ張り出せないのです。取り出せないときに、まあいいやとそのまま放置しておくと、永久に引き出しの奥で眠ってしまい、二度と取り出せないことがあるそうです。思い出したいものは他人に聞いてでも思いだしておいたほうがいいという学者もいます。なるほど一理あります。

しかし、「まあ、そのうち思い出すよ」と、気楽にしておくという考え方もあります。プラス思考的には「そのうち思い出す」と自己暗示をかけておくことです。なんとか思い出そうと心の中で悶々とするより、自分を信じて「そのうち思い出す」と自己暗示をかけて、後は気楽に待つ。これがプラス思考です。ただの物忘れなら必ず思い出すものです。

また私自身の話で恐縮ですが、十数年前、バス停でのことです。普段はマイカー通勤ですがたまにバスで通勤することがありました。その朝もバス停で立っているとご近所の「木下」さんがやってきました。「おはようございます」と挨拶をしたのですが、ふと「木下」という名前が出てきません。バスの中でお喋りしている間思い出そうとしましたが、とうとう終点まで思い出せませんでした。脳の記憶の回路がショートしたのでしょう。ご近所の親しい人に「お名前なんでしたっけ?」と聞くわけにはいきません。「まあいいや。そのうち思い出す」と自己暗示をかけました。そうしたら、その日の夕方、フッと思い出したのです。そうだ「木下」さんだと。

朝ショートした脳の電気回路がつながったのです。これを「待てば回路の日和あり」と言います。「木下さん」は脳の中に厳然としてあるのですから、待てばいいのです。そのうち出てきます。これは呆けではありません。

戦国時代の話をしている時、「秀吉の次に天下統一したのは?」という問いに子どもが「徳川家康」と答えたのに自分はど忘れして出てこなかったとしましょう。でもこれも大丈夫です。呆けたのか?　などと思う必要はありません。

子どもの場合、人名などの固有名詞を頭の中に覚えていることはせいぜい一〇〇〇個くらいでしょう。しかし大人は、長い人生の中で沢山のことを記憶しています。子どもの一〇〇倍くらい覚えたとします。一〇万個です。頭の中には一〇万の知識があるのです。子どもは一〇〇〇の中から徳川家康を抜き出せばいいのですが、大人は一〇万の中から徳川家康を抜き出さなくてはならないのです。千分の一と一〇万分の一の違いです。ですから、すぐに徳川家康が出てこなくても心配する必要はないのです。

## 長谷川式簡易知的機能評価スケール

医療の現場で最も多く用いられている、認知症の程度を判断するための指標です。認知症か認知症でないか、認知症の程度はどのくらいかを判断するときに用います。

1・お年は幾つですか？（2年までの誤差は正解）

2・今日は何年の何月何日ですか。何曜日ですか。

3・私たちが今いるところはどこですか。↓場所 何地方？ 何県？ 何市？ 何階？

（自発的に出ればよし。出なければ5秒おいて家ですか？病院ですか？施設ですか？と聞く。）

4・これから言う3つの言葉を言ってみてください。

後でまた聞きますよ。↓ No.6の質問の後にもう一度聞いてみる。

例：桜、猫、電車。

5・100から7を引く。いくつですか？ それからまた7を引く。いくつですか？

6・私が言う数字を逆さに言ってください。

例 6-8-2、3-5-2-9等

7・先ほど（4の質問）の言葉を言ってみてください。

8・これから5つの物を見せます。それから隠しますので覚えておいてください。No.9の質問の後でお聞きします。（机の上にボールペン、ライトなど5つの品物を並べて覚えてもらう）

9・知っている野菜の名前を10あげてください。

これが長谷川式の認知症テスト項目です。日本全国で使われています。やさしいようでちょっと難しいところもあります。

その他にも、各地にいろいろな指標、スケールがあります。

A県では物忘れ検診をしています。以下はその時使用している問診票の内容です。思い当たる項目が多いほど痴呆を表しているというのですが……。

1・最近、家族から物忘れがあると言われたことがある。

2・物の名前や人の名前が思い出せないことがよくある。

3・毎日1回以上、しまい忘れがあり、捜すことが多い。

4・今日は何月、何日なのかわからないことがある。
5・朝食の内容が思い出せないことがある。
6・計算の間違いが多い。または勘定を間違える。
7・元気がでない、または仕事をやる気がしない。
8・夜、眠れないことが多い。
9・野菜の名前を10個以上言えない。
10・現在の総理大臣の名前を知らない。

どうです？　なに、半分以上当てはまるですって？　大丈夫です。あなただけではありません。これで痴呆だと判断されたら私はどうなるのでしょう？
他にも各地方で様々な物忘れ検診が行なわれています。それぞれ様々な指標、問診票が使われています。痴呆色豊かなのです。

## 痴呆になりはじめたときに衰える機能

痴呆になると次の三つの力が落ちてきます。

1・計画力　：物事を実行する順番を考える力
2・出来事記憶：出来事を覚える力。
3・注意分散力：同時に複数のことに気を配る力。

これを料理に当てはめて考えてみましょう。さあ何を作ろうか。材料は何を使うか、家にあるのか、買いに行くのか、どれを最初にするのかなどを考えるのが1の計画力です。痴呆になると、この計画力が落ちてきます。

2の出来事記憶が落ちてくると、今、スーパーで野菜を買ってきたのに、それを忘れてまた買い物に行ったりします。

料理は同時に複数の行為を進行させる作業です。鍋にお湯を沸かしながら芋を切ったりします。これが3の注意分散力です。痴呆になると一つのことをしていると他のことを忘れます。芋を切っていると鍋のお湯が煮えくりかえっていることに気づきません。鍋のお湯を気にしていると、いつまでたっても芋は切れません。鍋のお湯が沸き立ってきて初めて芋を切る動作に移るのです。

## 繕い現象

呆けたかどうか判断するのに簡単な質問があります。「今の日本の首相はだれですか?」「今、一番のニュースはなんですか?」と聴いてみてください

だいたいの人は答えられます。答えられなくても、「えーっとなんだっけかなー?」となんとか答えようとします。

しかし呆けの人は「知りません。そんなの興味ないから」とか「最近、新聞を読んでないから」「テレビを見ないから」と答えます。

この答の裏には、「知らないということを言いたくない」つまり、「私は呆けてるから答えられないのではないのですよ」という心理があります。これを「繕《つくろ》い現象」といいます、知らないということをなんとか誤魔化そうとしているのです。

繕い現象はしばしば見られます。呆けてくると物盗られ現象が頻繁に起こります。貯金通帳が見つからないと「嫁が盗った、息子が持って行った」と言うのです。置いた場所を忘れたことを隠すために、「自分は置いてある場所を忘れてはいない、貯金通帳がないのは誰か

が盗ったからなくなったのだ」と人のせいにして、置いた場所を思い出せない自分を一生懸命繕っているのです。呆けを悟られたくないという必死の思いがあるのです。ですから、周りの人は怒ってはいけません。「そんなの自分がどこかに置いたのでしょう！」などと責めてはいけません。怒ったり責めたりすると、ますます手がつけられなくなります。「ああそう、一緒に探そうね」と言って探してあげることです。そうすると心が穏やかになり、「この人は自分の味方だ」と思ってくれて暴言や暴行がなくなります。

## 痴呆の程度を地震に例えると

震度1：固有名詞を思い出さない。

テレビを見ながら、あの歌手は誰だっけ？　あの俳優の名前は？　という状態です。固有名詞が出てこないことから痴呆ははじまります。この程度なら軽い症状ですから、地震でいえば震度1。静かにしていて初めて気づく状態です。

震度2：普通名詞を思い出さない。

果物の話をしているときに「リンゴ」という普通名詞の名前が思いだせずに、えーっと青森で採れるんだが……なんだっけ？　赤い色したあれあれ、ほらあれですよ、などと言っている状態です。ぐらぐらときてちょっとあたりを見回しているところです。

**震度3：**形容詞を思い出さない。

花を見ている時、花の名前、固有名詞はおろか、花という普通名詞も思い出せません。さらに「きれいな」「美しい」「赤い」という形容詞が思い出せずに「花」とだけ言う状態ができます。それがどんな花か、形容詞を使って表現できないのです。形容詞がないので言葉が単調になります。震度3ですから、かなり揺れています。ちょっと怖い感じがします。

**震度4：**動詞を思い出さない。

震度が4になるとちょっと危険です。揺れの強さに身の危険を感じます。歩く、走る、登るなどの動詞の言葉が出てこないのです。山の話をしていて、「登った」という動詞が出てこないのです。さらには山の名前はもちろん、山という普通名詞も出てこない、高い山なのか低い山なのか、険しかったのか、登ったのか見ていただけなのか、動詞が出てきません。

**震度5：**親しい人を思い出さない

震度5になると親しい人も識別できません。アルツハイマー型痴呆症の特徴のところで書いたとおりです。連れ合いも、自分の子どものこともわからなくなります。

このように、地震で呆けを説明した方がいましたが、震度1や2を痴呆だと言われたらみんな痴呆になってしまいます。

大丈夫です。震度1や2は痴呆ではなく物忘れ、健忘症の部類です。安心してください。ちなみにこれは、読者のあなたに言っているのではありません。著者の私自身に言い聞かせているのです。そうでもしないととてもこの後、この本の執筆は続けられません。呆けの医師が書いたボケ予防の本……いや、案外うけるかもしれませんね。

# 第2章　呆けを予防する10の提案

呆け予防にはいろいろな方法が説かれています。

ここからは、私なりの、私自身の予防法についてお話ししていきます。

私は、その時代時代の最良と思われるものを取り入れて、私なりの「痴呆予防10箇条」なるものをいくつも作り、何回も改訂してきました。

その最新のものが、次の10箇条です。

1・プラス思考で生きる「笑う門には福来たる」
2・プラス思考で生き甲斐を持つ
3・プラス思考で頭を使う
4・プラス思考で趣味を持つ
5・プラス思考で自分の仕事を持つ
6・プラス思考で身体を動かす

7・プラス思考で刺激的環境を作る
8・プラス思考で人と交わる
9・プラス思考で異性力を借りる
10・プラス思考で脳卒中を起こさない

最大の特徴は、プラス思考を中心に採り入れたことです。さらに、プラス思考で全体を貫くようにしました。

## 1－1・プラス思考で生きる

私が痴呆の予防の第一に「プラス思考を持つこと」「プラス思考で生きること」を挙げるには理由があります。

それは、プラス思考が海馬の萎縮を防ぐことが科学的にわかってきたからです。

すでに述べたように、脳の海馬は記憶を司る最も大事な部分です。短期の記憶にも、また長期の記憶を呼び出すためにも大切な役目を持っています。

プラス思考が海馬の萎縮を防ぐことを示す重大な事実はアメリカからもたらされました。それは、ベトナム戦争（一九六五年～七五年）の帰還兵を詳しく調べることにより明らかになってきました。

ベトナム戦争でのアメリカ兵の死者は五万八〇〇〇人以上でした。死なずに国に戻れた兵隊が全員、故郷のアメリカで平穏に暮らしたわけではありません。帰還兵の中に心的外傷後ストレス障害（ＰＴＳＤ）という心の病にかかった人たちがたくさん出ました。トラックの走る音や、飛行機の音など、ちょっとした物音に驚き、ぶるぶる震え、机の下に潜ったり、人を極度に怖がったりと異常な精神状態になったのです。ベトナムという異国の地でいつ殺されるかわからない恐怖、心配等々、マイナス思考の極限状態にいたことによるものです。国に無事帰れるだろうか、妻は、恋人は、親はどうしているだろうか、考えるだけで心は暗くなります。マイナス思考の連続です。

そして驚くことに、前線に一年いるごとに脳の海馬が二〇％ずつ小さくなっていたというのです。前線にいた年数が長い人ほど海馬が小さくなっていたのです。おそらく戦争という恐怖、つまりマイナス思考を長く心に止めないための自己防衛なのでしょう。海馬を小さくして恐怖を脳内に止めないようにしたのです。

恐怖はマイナス思考の最たるものです。マイナス思考が記憶を司る最高機関を縮小させたのです。これは驚くべき事実でした。この事実により、心の持ち方と痴呆の関係が科学的に説明できるようになりました。

認知症の大きな原因の一つに「重度の精神的苦痛」があると言われています。これは日常生活でも、戦争という恐怖ほどではなく、心配、不平不満、怒り、嫉妬、悲観などの笑いのないマイナス思考が長く続けば、ベトナム戦争の前線にいると同じ状態を生むことを示しています。


マイナス思考に囚われないことが海馬を正常な状態に保つことなのです。私はさらにもう一歩進んで、プラス思考で生きましょう、笑いましょうと提案します。

さて、プラス思考という言葉は知っていても実際にどういうことなのかご存じない方も大勢おられると思います。

そこでプラス思考というものを少し解説してみましょう。

## プラス思考とは

プラス思考という言葉はどなたでもご存知でしょう。

しかしプラス思考とはどういう状態かと問われるとなかなか答えられないものです。そこでプラス思考とはどういうものか今一度勉強してみましょう。

例を出してみます。

交通事故に遭いました。交差点で止まっていたら後ろからどーんと追突されたのです。

これは私が経験した実際の話です。時間は平日の午前七時半。通勤途中の信号待ちでした。追突されたとたん、やられた！　車は大丈夫かな、警察、遅刻……などなどが一瞬、頭をよぎりました。

さあこのとき、あなたならどう考えますか？

「車は壊れたし、どうしてくれるんだよ。警察か、めんどうだな。仕事に遅れる、弱った……」と不安と怒りに囚われるのはマイナス思考人間です。

私もやはり、警察、遅刻などが一瞬頭をよぎりましたが、すぐに考え方を切り替えました。

「よかった追突されて。自分がぶつけなくてよかった。怪我もない。相手もまともな人のようだ。車も動くし、これはついているな。ありがたい」と、考え方を切り替えました。これがプラス思考です。

追突されたことは、あまり嬉しくない客観的事実です。その客観的事実を心の持ち方一つでプラスにもマイナスにも換えることができるのです。相手の方も大事にならずによかったと胸をなで下ろしていました。遅刻もしませんでした。一件落着です。

酒の好きなあなた。かなり飲みました。お銚子を振ってみるとまだポチャポチャと音がしています。おちょこについだら一杯分だけありました。

さあここでどういう表現をしますか。

「あれ、もう一杯しかないよ」と残念そうに言えばマイナス思考です。「しめた。まだ一杯残ってるよ」と言えばプラス思考です。

このように、明るい方向に考え方を持っていくのがプラス思考です。自分をごまかすことではありません。もう少し例を挙げてみましょう。

友だちと将棋や碁を楽しんでいます。形勢は不利で結局相手が勝ちました。「くそ、負けちゃった」。これはマイナス思考です。

「君、勝ったね。強いね」。これが言えれば、プラス思考が相当身に付いていることになります。勝負ですから、どちらかが勝てばどちらかが負けます。自分が負けたのも相手が勝ったのも、ともに客観的事実です。「負けた」というマイナスの言葉を口にするのではなく、「勝った」というプラスの言葉を口にしましょう。「君、勝ったね」と言えば自分だけではなく、相手も喜ばせ、相手もプラス思考にすることができます。これが身につけば、あなたの株も上がります。

ものすごく気温の高い夏日です。蒸し蒸しして汗が噴き出てきます。そんなとき、「暑い暑い！」を連発していませんか。

舌打ちをしながら言う「暑い」という言葉は、気温が高くていやだな、という主観の言葉です。マイナス思考です。客観的には「気温が高くて、湿度も高い、おまけに風もない」という状態です。これに対してどう思うかです。

主観を抜きにして言うと「湿度が高いし気温も高いね」です。それでは味気ないですから「暑いですね、夏らしくていいですね」「夏はこうでなくっちゃね。冷夏よりやはり夏は暑いほうがいいですね」と言えば立派にプラス思考です。

「寒い」も同じです。夏に「暑い暑い」を連発する人は、やはり同じように冬に「寒い寒い」を連発します。それも下をむいて肩をすぼませ、眉間に皺を寄せながら言ったりします。

客観的には「ちょっと気温が低いですね」ですが、やはり味気ないので「寒いですね。冬らしくていいですね」「暖冬でなくてよかったですね」と上を向いて言いましょう。

プラス思考になるかマイナス思考になるかはちょっとした気持ちの切り替えです。

病《やまい》も同じです。風邪をひいて食欲がないとき「食べないと病気も治らない」と言えばマイナス思考です。

病ですから食欲がなくなるのは当たり前です。「これで一食儲かった。自然治癒力が働いてるね。ありがたい」と思いましょう。肥っている人なら「これで減量できる」と思えばいいのです。下痢でもしようものならさらに喜びましょう。これがプラス思考です。

風邪ごときを怖がるのも止めましょう。

自分の気持ちがマイナス思考だから、風邪をひいたらどうしようと思う気持ちを抱くから、自然治癒力を弱めるのです。

私が何度も引用しているすごい話があります。

冬、外で仕事をしている大工さんがいました。思わず「こんな寒いところで仕事をしていて風邪ひきませんか」と聞くと、その大工さんは言いました。

「私は風邪はひかないことにしている」

すごい言葉です。さらにその大工さんは言いました。

「私はノコギリはひくが風邪はひかない」

この意気ですね。これぞプラス思考です。

さてみなさんはどうでしょう。風邪をひいたらどうしようとビクビクしていませんか？手を洗わなければ？　うがいをしなければ？　マスクはどこだ？　こう考えたら、半分もう風邪をひいたようなものです。

薄着であろうと裸であろうと「自分は風邪をひかないことにしている」と思えばひかないのです。インフルエンザごときにビクビクしないことです。インフルエンザはただのかぜです。昔は流行性感冒と呼びました。感冒とはつまり風邪です。「インフルエンザは風邪ではありません」などと嘘を言うマスコミに踊らされないで強く生きましょう。風邪というのは約二〇〇種類のウイルスが原因です。その二〇〇種類のウイルスの一つがインフルエンザウイルスなのです。インフルエンザを怖がってマスクなんかしないことです。そもそも、欧米ではマスクをする人はいません。

ただ、コロナでだいぶ状況が変わりました。欧米でもマスクをするようになったのです。マスクが細菌性の疾患や花粉症に有効という科学根拠はわかります。しかし、細菌や花粉より遙かに小さいウイルスがマスクの網の目に引っかかるのかどうか、私にははなはだ疑問です。マスクの布の目は約一ミクロンです。ウイルスの大きさは〇・一ミクロンです。ウイルスはマスクの網の目をすいすい通り抜けます。

ある高齢者がマスク姿の人に「口に褌《ふんどし》するな」と言っていました。なるほどうまい言い方だと感心しました。私はコロナの中にあっても診察中ノーマスクで通しています。コロナにかかる気がしないのです。

買い物をしました。お店を出たところで財布を覗いたら五〇〇円玉が一個あります。この時「五〇〇円しか残っていない。あれ買わなきゃよかった」と言えばマイナス思考です。「五〇〇円も残っているか、よかった」と言えばプラス思考です。五〇〇円玉一つ残っているのが客観的事実ですが、「しかない」と思うか「まだある」思うかでは天と地ほどの差があります。

心を暗くさせるような思考はやめましょう。

プラス思考とはどういう考え方か、これからも本文中で例を出していきます。理屈抜きで実行するのが最良です。そのうち習慣になります。習慣は第二の天性です。いつの間にかプラス思考人間になります。プラス思考人間はそう簡単に呆けません。

## 心は川上、身体は川下

プラス思考というのは心の問題です。精神の問題です。心が健康を作る元なのです。肉体という身体の健康を維持するのは心だということです。

世間ではしばしば「健全なる精神は健全なる肉体に宿る」と言います。ほんとうにそうでしょうか？　もし健全なる精神は健全なる肉体に宿るとしたら、健全なる肉体を持たない人たちはどうなるでしょう？

健全な肉体を持っていなくても、素晴らしく健全な精神を持っている人は沢山います。むしろそういう人たちこそ強い精神力を持っているようです。パラリンピックの選手を見てください。強い精神力にしばしば感動させられます。

それに比べて、素晴らしい肉体を持つはずのプロ野球選手がお守りをベルトの中に入れていたりします。三振したときはどのお守りに文句を言うのでしょう。ホームランを打ったときはどのお守りにお礼を言うのでしょう。お守りに頼ろうという心は、強いでしょうか？　プラス思考でしょうか？　マイナス思考ですね。

強い肉体を持つお相撲さんでも験《げん》を担いでいる人がいます。まわしの中にお守りを入れていたりします。私の師である中村天風は、「お守りが相撲がとっていやがる」と笑っていました。頑強な肉体に健全な精神が宿っていないのです。そこには自分を信じることができず神頼みをしている、弱い精神の持ち主がいるだけです。

健全な肉体に健全な精神を作る力はないのです。むしろ健全な精神が健全な肉体を作りあげると考えるべきなのです。

これは少し考えるとすぐにわかることです。

血圧を例にとってみます。これは私の外来でもしばしば起きる現象です。血圧を測りながら「おや、今日は高いね。上が二〇〇で、下は一〇〇もあるよ」と聞くと、「だって先生、私より遅く来た人が二人も先に入っていったのですよ。私はそこで二〇分も待たされたのですよ」とぷんぷん怒っています。

この人は、普段は上が一四〇、下は八〇くらいなのです。それが順番を抜かされたということで怒っているのです。その結果、血圧もぐんと上がってしまったのです。川上が怒るものだから川下の肉体が大きく反応したのです。心にもやもやがあるだけでも血圧は上がります。心臓は心と密接に関係しています。少しびっくりしただけでも心臓はどきどきします。不整脈も起きてきます。

心臓という川下を鍛えるには心という川上を鍛えるべきなのです。

大地震の後では、びっくりしたことが原因で亡くなる方が一人や二人おられます。びっくりしたという心が肉体の生命さえも奪うのです。家は潰れていないのに、こたつに入ったまま亡くなっていたりします。極度のショックが命を奪ったのです。心が肉体を支配していることを端的に示している事実です。びっくりしたために、副腎という腎臓の上にある小さな臓器から血圧上昇物質であるアドレナリンが多量に放出されて一挙に血圧が上がり、心臓に異常が起きたのかもしれません。

糖尿病にも似たような事実があります。

学生を対象にした実験です。血液中の糖分（血糖）を試験前と試験中と試験が終わってからそれぞれ測ってみたのです。試験前は普段より少し血糖が上がりました。試験中はぐんと血糖が上がりました。試験が終わると再び血糖は下がったのです。これは試験というストレスが血糖を上げ下げするという事実を示しています。川上である心がストレスに負けたので川下の肉体では血糖が上がったのです。

川上が怒りに燃えると川下では胃腸が痛くなり激しい下痢になったり、便秘になったり、潰瘍を作ったりします。これも、心が肉体の病気の元になっているということを示しています。

風邪でも同じことが言えます。世間ではしばしば「バカは風邪をひかない」と言いますが、これは心と肉体の関係、川上と川下の関係を端的に表しています。

あれこれ考えない人は少々寒くても「風邪ひいたらどうしよう」と心配しません。しかし、少し頭がいい人は、「この寒いのに薄着でいたらまずいかな」と、風邪をひくことを心配します。さらに、「肺炎になったらどうしよう」「死んだらどうしよう」「お墓はどうしよう」「生命保険はどうしよう」と際限なく心配しているうちに、ほんとうに風邪をひいてしまうのです。

このことは癌にさえ当てはまります。

川上がプラス思考なら、身体は一日に一万個も発生しているといわれる癌細胞をどんどん壊していきます。NK細胞（ナチュラルキラー細胞。白血球の中のリンパ球にある）やインターフェロンが活発に働くからです。

一方、川上がマイナス思考ならばどうでしょうか。

川下で発生している癌細胞を壊す力が出ません。そうなると本当に癌が発生してしまいます。このことはかなりの確率で科学的に証明されています。

川下を強く、健康的に保とうとするならば川上を健全にする必要があるのです。川下だけをいじってもダメなのです。心が存在する川上を強く保つことが肉体という川下を強く健康に保つことができるということを知っておくべきです。

肉体だけをいくら鍛えても、食べ物にいくら気をつけても、川下はきれいになりません。それが生きてくるのは川上である心が強いことが必須なのです。

## 笑いましょう

とにかく笑え、です。何があっても笑いましょう。

「笑う門には福来たる」という諺はプラス思考による笑いがいかに大切かを雄弁に物語っています。以前は、なぜ「笑えば福が来るのか」について科学的な証明がありませんでした。でも今は立派に証明できるようになりました。

「福」を健康という狭い範囲だけで考えても、「笑う」というプラス思考の究極の姿が、神経系統を介して肉体に好影響をもたらし、健康、長寿という「福」につながることは容易に理解できます。

旧訳聖書に「陽気な心は健康をよくし、陰気な心は身を枯らす」とあります。笑いはプラス思考の最高の形です。

私は一日一〇〇笑いを提唱しています。ただし、一〇〇回笑うのは努力しないとできません。ちなみに四歳の子どもは一日に三〇〇回笑うそうです。これが大人になると一五回ほどになります。七〇歳になると二回になるそうです。

この本をお読みのみなさんは、明日も多分、目が覚めるでしょう。多分です。絶対に目が覚めるとは言えません。夜中に脳出血を起こすかもしれません。心筋梗塞であっという間もなく死ぬかもしれません。大動脈破裂を起こすかもしれません。

明日、目が覚めるのが当たり前と思ったら大間違いです。目が覚めたら「しめた！」と思ってください。

目が覚めたらまず、「感謝感謝、ありがとう」と心で言って「えへっ！」と笑うのです。「あはは」でも「うふっ」でも笑い方はなんでも構いません。目が覚めるというのはまさに感謝に値する素晴らしいことなのです。嬉しいことなのです。だから笑うのです。一日の最初の笑いです。

江戸時代の歌に「目が醒めて　今朝も嬉しや　今日もまた　この世の人と　あると思えば」というのがあります。目が醒めて今日もこの世の人でいられるのです。ありがたいことではないですか。昨日までこの世の人であったのに、今朝は目が醒めない人が、日本中で毎朝数千人いるのです。この世の人として今日も生きられる。感謝感謝です。

起きたらトイレに行きます。おしっこが出たら、また笑いましょう。おしっこが出るのが当たり前と思ったら大間違いです。日本でも、自分のものからおしっこが出ない人が二〇一九年の統計では三三万人います。それなのに自分はおしっこが出たのです。こんなありがたいことはありません。だからここでも笑うのです。感謝するのです。夜中に何回もおしっこに行くので寝ていられませんと嘆いている人もおられます。この現象は加齢ですから、今の医学ではどうしようもありません。夜何回もおしっこに行くのは、腎臓がしっかりしているからです。腎臓がしっかり働いておしっこを作ってくれるからです。ありがたいことではないですか。自分の腎臓に感謝感謝です。

笑うための話をたくさん持っておくのもいいでしょう。飛行機に関する話には面白いものが沢山あります。少し引用させてもらいます。

1・アメリカのある航空会社の機内放送で。「皆様、ベルト着用をお願い致します。ベルト着用が嫌だという方には特別な席をご用意いたしております。翼の上でございます。さらにそのお席では特別な映画がご覧いただけます。題名は〝風とともに去りぬ〟でございます」

2・席が空いている便で。「皆様、ライバル会社に満席と思わせるためにできれば窓側にお座りください」

3・着陸後、機長からのアナウンス。「今は非常に強い衝撃でしたが、これは航空会社の責任でもパイロットの責任でも乗務員の責任でもございません。アスファルトのせいでございます」

4・「皆様、携帯電話の電源をお切りください。機長のペースメーカーが心配です」

5・「皆様、まもなく機内の照明を消しますがこれはお客様の快適さと、乗務員の見た目向上のためです」

6・「お忘れ物がないようにご注意ください。それでもお忘れ物をするならば乗務員が喜ぶ貴重品をお残しください」

7・「救命胴衣は座席の下にございます。不時着したらどうぞ犬かきをお楽しみください。救命胴衣はどうぞ記念品としてお持ち帰りください」

8・通路で大声で走り回り、他の乗客に迷惑をかけている少年に一人の紳士が注意しました。「坊や、お利口さんだからお外で遊びましょう」

飛行機の話ではありませんがこちらも面白いですよ。

1・バスを降りるとき運転手さんがVサインをしました。お、粋な運転手さんだなと思ったのでこっちもVサインを返したら、「お客さん二〇円足りませんよ」

2・小学生の時、母に「勉強しなさい。勉強があんたの仕事でしょ」と叱られた。「仕事は家庭に持ち込まない主義なんだ」と言ったら、もっと叱られた。

3・先日父は、彼にふられた姉を慰めようとして「おまえ、人間は顔じゃないぞ」というところを「おまえの顔は人間じゃないぞ」と言ってしまった。姉は、いっそう激しく泣き出した。

4・夫婦げんかの時、父が母に「バカモノ!」と言うのを間違って「バケモノ!」と怒鳴ってしまった。ケンカはますます酷くなった。

私の場合はこれらを思い出して一人で笑っています。車に乗っていて交差点で止まった時は思わず周りを見渡してしまいますが。

また、同じネタではすぐに慣れてしまい笑えなくなりますから、常に新しいネタを探してみてください。

## 笑いは最良の薬

ノーマン・カズンズ（一九一五～一九九〇）というアメリカのジャーナリストがいます。この人は笑いによって病《やまい》を克服しました。不治とされた難病にかかった彼は、徹底的に笑うことで病を克服したのです。病室にお笑いの映画を持ち込んで笑いに笑い、笑い転げたのです。そうして半年で病を克服してしまったのです。その後、この体験がきっかけで精神免疫医学が誕生し、世界中で心と身体の関係が研究されるようになりました。「笑う門には福来たる」が科学で証明されるようになったのです。

笑いは総合ビタミンです。心のビタミンです。しかも副作用のない最良の薬です。あるのは「福」作用だけ。お金のかからない最高のサプリメントです。最高の抗ガン剤です。不老長寿の薬です。そして呆けも予防します。

笑うと横隔膜が激しく動き、それが腹式呼吸を生み、さらに血液循環をよくし、新陳代謝をよくし、ひいては免疫力の向上に結びつき、自然治癒力の上昇に結びつくとされています。日本医大の吉野慎一教授は、リュウマチの患者さんに林屋木久翁師匠の落語を聞かせて、その前後のコルチゾール、インターロイキン6という物質を測定しました。この二つの物質は炎症反応の調節に重要な役割を果たしていますが、落語を聞いた後では二つの物質が大幅に減少し、痛みも和らいだそうです。

自分が笑うだけではなく、人も笑わせようとしてみてください。そうするともっと楽しくなります。

今、病気で苦しんでいるならばなるべく辛く悲しい番組を見ずに、楽しく笑える番組を見ましょう。腹の底から笑えたらしめたものです。

食事の前にも食事の後にも、いつでも笑う癖をつけましょう。食べる前に笑って、食べ終わったら笑うのです。そうすれば唾液も胃液も、様々な消化酵素がたくさん出てきます。最高の胃薬です。胃潰瘍も十二指腸潰瘍も吹き飛ぶでしょう。

こうして笑えるようになれば、プラス思考の達人です。呆けのほうで逃げていきます。

笑顔、いい言葉ですね。笑顔はいいものです。怒っている顔より、しかめっ面している顔よりずっといいですね。

笑みがこぼれる、という言い方があります。笑いがこぼれるのです。思わず嬉しくなる言葉です。笑顔は誰が見ても感じがよいものです。自分も気持ちがいいし他人をもなごやかにします。

仏教に「和顔施《わがんせ》（わげんせ）」という言葉があります。お金や物で施しをするのではなく、笑顔をあげましょうという考え方です。つまり笑顔のお布施です。ニコニコしている子どもを見ると、それだけでなんにもいらなくなりますね。大人でも同じことです。「和顔施」はりっぱなプラス思考です。

## 感動と感謝

感動もプラス思考です。それもプラス思考の極致といってもいいほどです。誰でも感動する経験はあります。「そういえば最近感動することがないな」という人もおられるかもしれません。そんなことはありません。その気になって探せば感動の種はいくらでもあります。感動とは心が大きく「感」じて、そして大きく「動」かされた状態です。まさにプラス思考です。

感動を大いに利用しましょう。そのためには、思い出すだけでも感動の余韻に浸れるような話を持つことです。一つだけでも構いません。心がマイナス思考になったとき、意識的に思い出して「感動」の心を味わうのです。そうするとマイナス思考だった心がたちどころにプラス思考になります。

世の中には「神様みたいな人」がいます。ある地域で大水害が起こり、多くの方が被災しました。その時、三億円の宝くじに当たった人が、その全額を被災者に寄付したのです。この人はお金持ちでもなんでもありません。ふつうの庶民です。とても真似ができません。

大雨で栃木県の鬼怒川が氾濫したことがあります。その時、自分も電柱にしがみついて濁流に流される寸前だというのに、わざと平静を装って、自分は大丈夫だから目の前の二階で助けを呼んでいる人を先に救出してくれと、救助のヘリコプターに合図を送った男性がいました。まさに神様です。

二〇一八年、行方不明になった二歳の子どもを発見した尾畑春夫さんもすごいですね。まさにスーパーボランティアです。この人は災害があると真っ先に現場に跳んでいきます。ボランティアは世の中への恩返しだというのです。仏さんのような人だという表現がありますが、いやもう生き仏です。死ねば誰でも仏様ですが、生きている時になれる人はそうはいません。

心を澄ませて、感動をたくさん見つけてみましょう。心がプラス思考になります。これで呆けが一歩遠のきます。

笑って感動したら次は感謝です。

感謝もプラス思考から生まれます。なんにでも感謝する癖をつけましょう。なんにでもです。得した時だけではありません。損したときも失敗したときも、どんなときも感謝です。

感謝の種はたくさんあります。そこらにごろごろしています。すべてに感謝するのですから、たくさんあるのは当たり前です。感謝することなんか一つもないよ、という人がいますがそんなことはありません。

自分の両の手をじっと見つめてありがとうと言っているお年寄りがいました。何をしているのかと思ったら、今日一日おかげさまで仕事ができました、ありがとうございましたと、自分の手に感謝しているのです。感謝すること何もない、などというのは罰当たりもいいところです。

自分の手にだって感謝できるのです。そう考えると足にだって鼻にだって、目にだって耳にだって感謝感謝です。

夜、一日の労働を終えて、お風呂に入ったら「ふうー」と、思わず声が出ます。一日が無事に終わったのです。しかし、無事に終わらなかった人も世の中にはたくさんおられます。仕事中怪我をして入院したかもしれません、脳卒中を起こしてベッドに寝かされているかもしれません。それなのにこうして無事に仕事を終えて、ゆっくりとお風呂に入っていられる、これがありがたいことでなくてなんなのでしょう。

なんにでも感謝することを学んだら不平不満や怒りは出てきません。怒りたくなるようなことも感謝に振り替えてみましょう。そうすると血圧も血糖値も下がっていきます。呆けだってどこかにいってしまいます。雨が降ったら雨に感謝です。雪が降ったら雪に感謝です。交通事故に遭っても詐欺に遭っても感謝です。

私の師は言いました。「命さえあれば、あとはかすり傷みたいなもの」。感謝感謝で一日をすごしましょう。

トンボを見たら感謝、蛙を見たら感謝、いいね！　と言葉に出しましょう。そしてなんにでも「情味」を感じていきましょう。

雨が降ったら、いい雨だと雨に情味を感じてみます。蜘蛛の糸が朝日にキラリと光るのをみたら、いいなと思う。それがプラス思考になる第一歩です。

脳トレをする人が多くなりましたが、私は情トレをすすめます。感情を揺り動かすものを見る、読む。体験する。これが大切です。呆けがさらに遠のきます。

## 1-2・プラス思考の作り方

怒ったり、悲しんだり、嘆いたり、不平不満を言ったり、俺なんかだめだよ、できないよなどという心はどこからくるのでしょう。

それは潜在意識からです。潜在意識というのは「心の底」です。

今、みなさんがこうして本を読んでいるときの心は実在意識です。実在意識が意識するネタは潜在意識から供給されます。潜在意識は今の心を作る材料を供給するところです。潜在意識の中がマイナス思考でいっぱいであれば、実在意識でしゃべる言葉はマイナス思考になってしまいます。

マイナス思考的な人は潜在意識の中がマイナス思考で溢れています。プラス思考をつくるためにはどうしても潜在意識の中にあるマイナス思考を掃除しなければなりません。掃除をして、マイナス思考をプラス思考に取り替えていくのです。

## 潜在意識を取り換えよう

プラス思考のよいことはわかっている。でもどうしてもマイナス思考になってしまう、という人は、潜在意識にマイナス思考が溢れています。そういう人に、ただ闇雲にしっかりしろ、元気を出せ、プラス思考をせよといってもそれは無理というものです。

潜在意識を掃除するために、とても効き目がある方法があります。

一つ目は自己暗示です。自分で自分に暗示をかけるのです。

暗示という言葉がわかりにくければ、催眠という言葉に言い換えても構いません。自分に催眠術をかけるのです。時間は夜、寝る前が最良です。いちばん心が澄んでいる時間だからです。

寝る前に鏡に自分の顔を写し、眉間を見てただ一言「おまえはプラス思考になる」と、命令的に自己暗示（催眠）をかけてください。これが自己暗示法です。ただ一言、一回だけ言うことが大切です。

真剣な気持ちで一回だけです。

「おまえは」と二人称で命令的に言うのです。「あなたは」とか「君は」ではありません。

「自分は」という一人称でもありません。あくまでも二人称で「おまえは」と命令的に言うのです。

この場合、「プラス思考になるようにお願いします」などとお願いしてはいけません。お願いすること自体がマイナス思考だからです。ましてや神や仏に祈るつもりで言ってもいけません。祈るだとか、お願いするなどというのは、それ自体がマイナス思考です。神はあがめ尊ぶだけ。ありがとうございます、だけでいいのです。

この自己暗示はよく効きます。何回もしているうちに自然にプラス思考が身に付いてきます。

二つ目は、眠る前の気持ちを楽しいことだけにするのです。人は二つの感情を同時に持つことはできません。怒りながら笑えないのです。

そこで、枕に頭をつけたら楽しいことだけを考えるようにするのです。インフルエンザになったらどうしよう、コロナに罹ったらどうしよう、ワクチンはほんとうに効くのかな、などという弱い心、マイナス思考が頭に浮かんだら、すぐさまその考えを止めて、楽しいことだけを考えるようにしましょう。できそうにないと思っている方もおられるでしょうが、必ずできます。そうすると寝ている間に心配や不安で一杯になっていた潜在意識が少しずつ掃除されていくのです。これを毎日続けてみてください。

三つ目は朝、起きた時です。

朝、目が覚めたらまた鏡に自分を写して、眉間を見て「今日一日、おまえはプラス思考だ」と命令的かつ断定的に自己暗示をかけてください。

これで一日、プラス思考です。あなたの潜在意識はぐんぐん取り替えられていくでしょう。

## 日常生活でできること

さらに一歩進んで、日常の心の持ち方をプラス思考から考えてみましょう。

まずは、今、自分が思い考えていることはプラス思考だろうかマイナス思考だろうか、ということです。日常、どうしても心はマイナス思考に傾きやすいものです。なので、今現在、プラス思考をしているかどうか、自分の心の中を見渡してみるのです。もしマイナス思考的だと思ったら、すぐにプラス思考に切り替えるのです。

これを日常的に行なっていると、知らず知らずのうちにプラス思考が自分のものとなっていきます。

取り越し苦労をしていませんか？　過去を悔やんでいませんか？

取り越し苦労とは、まだ来ない未来を思い悩んでいる状態です。先のことは来てみなくてはわかりません。準備するのはいいのですが、あくまでプラス思考で準備してください。マイナス思考で準備するのが取り越し苦労です。思い悩むだけ損だったということは意外に多いものです。思い悩んだことの九割は起こらないとも言われます。

「案ずるよりも産むが易し」という諺があります。　先のことは先に行ってから考えればいいのです。

過去を思い悩んでもしようがありません。時は戻らないのです。

戻らないものに心を奪われて思い悩むのが後悔です。マイナス思考です。

落語の中にこういう台詞があります。

「後悔を先に立たせて後から見れば杖をついたり転んだり」

わかるような気がします。

過去のことはすっぱり心から外しましょう。

私の好きな言葉に「心は現在を要す」。という言葉があります。心はいつでも今、たった今だけに使いなさいということです。私たちが生きているという現実は過去でも未来でもありません。今です。それもたった今に生きているのです。今は次々に過去のリールに巻き取られていってしまいます。再び今に戻ることはありません。生きている今が一番大切なのです。過去も未来もありません。現在「今」しか、時はないのです。

今、自分がしていることは正義なのか、間違ってはいないか。

今、疚《やま》しいことをしてしまうと、今という一瞬は得をするかもしれませんが、先に行くにつれ後悔に変わってきます。後悔しないためにも、今、自分がしていることが正しいかどうか、検討しましょう。そして正しいことだけをするのです。それが、いつでも心を穏やかに、プラス思考にする方法です。

## マイナス思考と向き合うために

現代社会は情報に溢れています。それがプラス思考につながる情報ばかりであればいいのですが、マイナス思考を呼び起こすもののほうが多いのが現実です。なにも考えずに情報を浴びていると、いつのまにかマイナス思考に巻き込まれてしまいます。そうならないように気を配る必要があります。

人と接する時の気持ちも大切です。相手がいつでもプラス思考で接してくるとは限りません。現実には、明るく朗らかどころかマイナス思考で接してくることのほうが多いでしょう。

「ああしておけばよかった、こうしておけばよかった、あっちが痛い、こっちが痒い、だれだれさんが何した、羨ましい悔しい、あなたもそう思うでしょう」とマイナス思考に同意を求めてきます。

そういうマイナス思考に巻き込まれないよう十分気を付けることです。対抗するには、他人と接するときはいつでも明るく朗らかに活き活きと勇ましく、溌剌颯爽と、笑いを振りまく態度で接することです。簡単なことではありませんが、努めて努力してみましょう。

人は昔も今も、肉体・身体には気をつかいますが、案外心には気をつかいません。食事や運動、睡眠など身体のことばかり気にします。それよりも心が大切なのです。心に目を向けてみましょう。

肉体ばかりに気をつかっている人が「そば」は身体にいいからとおそば屋さんに入りました。しかし注文した「そば」がなかなか出てきません。そのうち出てくるのが遅いと怒りはじめました。これでは健康にいいはずがありません。肉体ばかり気にして、精神面、心を気にしていないからです。

健康の「健」は「すこやか」という意味です。肉体のことです。「康」は「やすらか」と読みます。心のことです。

「すこやか」と「やすらか」、「健」と「康」の二つが合わさって初めて健康が生まれるのです。健康にいいからといって「そば」を食べても、出てくるのが遅いと怒っていたのでは本物の健康は生まれてきません。マイナス思考で海馬の細胞を減らし、呆けを呼び込むだけです。

## 2・プラス思考で生き甲斐を持つ

次は「生き甲斐」です。「生き甲斐」を持っているか持っていないかは、呆けるか呆けないかを左右するほど大事なことです。「生き甲斐」という言葉を辞書で引いてみると、「生きるはりあい、生きていてよかったと思えるようなこと」とあります。生きる張り合いをなくし、「生きていてよかった」と思えない人はプラス思考の人ではありません。マイナス思考の人です。マイナス思考の人が呆けになりやすいことは前項で述べました。

生きる張り合いを持ち、「生きていてよかった！」と思える人がよりよい人生を送る事実は、枚挙の暇もないくらいです。

## 生き甲斐とは

以前、面白い調査が発表されました。アカデミー賞の受賞と寿命との関係です。社会的ステイタス、喜びと寿命との関係ともいえます。

調査内容は次の通りです。アカデミー賞発足以来の七二年間を調査しました。対象は七二年間でアカデミー賞にノミネート（候補）されただけの人五二七名。受賞した人二三五人。受賞者と同じ映画に出演した受賞者と極めて近い年齢、性別の人たちです。寿命をそれぞれ調べました。そうすると受賞者の平均寿命は七九・七歳、ノミネートされた人は七六・一歳、それ以外の人は七五・八歳だったというのです。さらに受賞一回だけの人の平均寿命は七九・三歳。受賞二回以上の人の平均寿命は八二・〇歳だったというのです。

この結果をどう捉えるかです。受賞者の寿命はノミネートされた人、ノミネートもされなかった人と比べて三年から四年以上伸びています。さらに受賞一回の人より二回以上の人のほうが二年以上も寿命が延びています。たいへん興味深い結果です。

これはノミネートされて嬉しかった人、受賞してもっと嬉しかった人、さらに複数回受賞して嬉しさが倍増した人の寿命の差です。「生き甲斐」の差ということもできます。

同じようなことをノーベル賞で調べた研究がありますが、結果はアカデミー賞とほぼ同じです。同じ研究者でもノーベル賞を貰った人のほうが長生きしています。

生きる目標、「生き甲斐」についてはダイエット（減量）にも通じます。

「肥りすぎだから、もう少し減量しましょう。減量しないと脳卒中にもなりやすいし、眼底出血を起こして失明することもありますよ」と糖尿病の人に話します。

私がそう話しただけでいとも簡単に「なるほどそうですね。よくわかりました」と納得し実際に減量する人もいます。「目標」「生き甲斐」を見つけたのです。孫のいる人なら孫の結婚式には是非出たい、会社を経営している人は、死んではいられない。俺が死んだら従業員はどうするのだと、会社に「生き甲斐」を見つけたのです。若い人でも同じです。小さい子どもを残して死んでたまるかと、見事に減量に成功する人がいます。

減量一つにしても、「生き甲斐」がなければ難しいものです。「食べて太って、早死にしたっていい。長生きしたってしようがないでしょう」と人生をはすかいに眺めている人がいます。何か目標があるから減量しようという気になるのです。目標がなくて減量に成功することはありえないのです。

若い女性にスマートな人が多いのは、目標、「生き甲斐」がはっきりしているからです。

きれいに見られたい、それだけです。きれいに見られればその後の人生、今の人生に大きな利益を生むことを本能的に感じているのです。だからなるべく太らないようにするのです。失礼ながら中年以上の人がなかなか減量できないのは、きれいに見られたって見られなくたって人生に大きな変化はないと思うからかもしれません。もう結婚してしまったし、肥満が原因で離婚はないだろうと思えば、食べたいものを我慢する必要もなくなります。目標がないのです。減量に値する「生き甲斐」がないのです。

同じことが呆けの予防にも言えます。目標がないまま「生き甲斐」だけ持とうとしても、それはなかなか難しいことです。生きること、それも元気に生きることを目標に、プラス思考で「生き甲斐」を見つけることが必要です。

例えば、瀬戸内寂聴さんがいます。一〇〇歳に近くなっても頭は聡明、ボケのボの字もみあたりません。日本全国を巡って講演をしています。「もっと書きたい、書く物がまだまだ一杯ある、伝えたいこともたくさんある」と仰っています。寂聴さんはもっともっと他人を喜ばせたいのです。だから元気溌剌なのです。こういう考え方でいると呆けない、というお手本みたいな存在です。見習いたいですね。

## 生き甲斐の条件

「人生は地獄より地獄的である」と芥川龍之介は言いました。こういう人生観では生きていくのが辛いでしょう。

川柳に「人の世や　嗚呼《ああ》ではじまる　広辞苑」というのがあります。人の世とはなかなかたいへんなものです。その中で「生き甲斐」を見いだそうというのですから、それなりの努力が必要です。

生き甲斐の条件として次の四つを挙げている学者がおられます。

①健康
②経済的ゆとり
③時間的ゆとり
④人間的・社会的つながり

たしかにこの四つは大切です。

健康が第一にきていますが、まさにそのとおりです。健康であればこそ、なにをしても楽しいのです。病気で床に臥せっていても、生き甲斐がなくなるというわけではありません。でも、病気がないほうがいいに決まっています。自分の脚でどこにでも行けるのは幸せです。自分の口から食物が胃に入るのは幸せです。小便も大便も自分でできるのはこの上もない幸せです。お風呂に一人で入れるのも幸せです。

ある程度年齢を重ねると激しかった物欲もすっかりなくなります。昔は鉛筆一本でも欲しかったものが、ベンツをあげると言われても、いらないと思うようになります。豪華な広い邸宅よりも雨風凌げる小さな家で充分になります。人間は立って半畳、寝て一畳。広い家は掃除するだけでもたいへんです、戸締まりも面倒です。小さい家で十分と思うようになります。物よりも健康がはるかに大切になります。名誉も名声もどうでもよくなります。健康であればこそ、残りの人生を楽しく過ごせることを本能的に感じているのです。

第二は経済的ゆとりです。健康で時間もある、人間的社会的なつながりもたくさんある。そこに少々の経済的ゆとりが欲しいものです。自家用ジェット機を持つような大金持ちである必要はありませんが、少々のお金は必要です。なければないでできることを探せばいいのですが、やはり少しのお金があると、時間も人とのつながりも有効に働きます。

お茶でものんでいこうかと誘われて、若い頃はその一杯のコーヒー代がもったいなくて、「ゴメンちょっと用事があるので」と断わったりしました。その時、「うん、のんでいくか」と言えれば、楽しい時間が過ごせたでしょう。お茶を気軽に飲めるお金、他人との付き合いができるお金、読みたい本を懐に相談しなくても買える小金ぐらいは欲しいものです。much money（多量のお金）でなくてもいいのです。some money（いくらかのお金）が経済的なゆとりです。ただし、small money（少しのお金）でも「生き甲斐」を作っていくのがプラス思考です。

三番目は時間的ゆとりです。時間がなくて仕事に追われるばかりでは「生き甲斐」も生まれてきません。時間に余裕があり、窮屈でないことが大切です。時間に余裕があればこそ、したいこともできるのです。時間に余裕がない生き方は、人生を寂しいものにするでしょう。

四番目は人間的、社会的なつながりです。健康は抜群だしお金も時間もあるが人とのつながりはなく、いつでも一人というのではなかなか「生き甲斐」にはつながりません。人と交わり、人と話し、人と笑いあうから生きているのが楽しいのです。一人でこつこつと山に籠もってする楽しみ、生き甲斐もあるでしょうが、人や社会とつながっているというのは孤独とは違った大きな楽しみを生むものです。人がいるから「生き甲斐」も生まれてくるのです。

ですから、私は患者さんに言います「誘われたらなるべく断らないようにしてください」と。一度断ると、誘ったほうも次に誘いづらくなります。また声をかけてもらいたいと思ったら、少々のことは後回しにして参加しましょう。

この四つ、健康、時間的ゆとり、経済的ゆとり、人・社会とのつながりは一朝一夕では生まれてきません。それなりの努力があって初めて生まれてくるものです。今からでいいのです。できることからはじめましょう。

人とのつながり・社会とのつながりを作るために、どんどん人の中に入っていってください。これが呆け防止につながります。

## 3・プラス思考で頭を使う

### 学習で増える脳細胞

脳細胞は約一〇〇〇億（皮質は百数十億）あるといいます。かつては一日に一〇万個の細胞が消えていくとされていましたが、最近の脳科学ではそうではないといわれるようになりました。脳細胞は一生、維持されるそうです。さらに、減少しないどころか、歳をとっても増えることがわかってきました。素晴らしいことです。とくに、何かを覚えよう、学習しようとすると一層、脳神経細胞は増えるのです。

これはマウスでの様々な実験からも証明されています。迷路などで学習させたマウスとそうでないマウスでは、明らかに学習させたマウスのほうが、脳神経細胞が発達するのです。学び、知識の量が多くなればなるほど、脳細胞から出る突起シナプスの数が増えます。アルツハイマー病患者の認知の度合いはシナプスが減少する度合いに最も密接に関連しているため、できるだけ多くのシナプスを増やすことがいいとされています。そのためには、新しい何かを学び続けることです。アルツハイマー病の予防には、頭を使うことが最も重要だといえます。

人間の記憶力は年齢でそれほど低下しないという研究も多数あります。脳細胞そのものの減少はあっても、それを補う神経突起が多数生まれるというのです。神経突起は脳細胞と脳細胞をつなぐ役目を持っています。その突起が多数生まれて脳細胞の減少を補うのです。脳の働きは若いときと遜色なく働くというのです。

まだまだこの分野は発達途上ですから、いろいろな説があります。ただ、「歳をとっても脳細胞は減らない」「神経突起が多く出る」「記憶は衰えない」などプラス思考につながる研究があることは確かです。ある研究者は記憶力が低下するのではなく、覚えようという意欲が低下するのだと言っています。結局、意欲次第なのです。その意欲を生みだすのがプラス思考です。

## 昇地三郎氏の話

北九州の障害児施設、椎の実学園園長の昇地三郎氏です。二〇一三年に一〇七歳で亡くなりました。しかし私たちは今でも、この人から呆け予防のお手本として多くのことを学ぶことができます。

昇地氏は、超高齢にも関わらずその学習意欲の衰えないこと。記憶に歳は関係がないことを証明してくれました。氏は九六歳から中国語の勉強をはじめました。中国から障害児教育について講演をして欲しいという依頼がきたからです。そして九八歳の時に中国で講演をしたのです。もちろん中国語でです。三年弱で、障害児教育についての講演を中国語でするだけの語学力を身につけたのです。その学習能力には驚かされますが、脳はいくつになっても衰えないという証拠でもあります。

九六歳から外国語を勉強しマスターする人がいるのに、六〇歳やそこらで「わたしゃもうだめです」とか「今さら勉強したって」などと言う人がいます。恥ずかしいと思いましょう。

昇地氏は六〇歳から韓国語もはじめています。六五歳の時、会話には全く支障がないほどに上達していました。毎日、韓国語で日記を書くなどの努力をしたそうです。そして九八歳の時には英語、ドイツ語、ロシア語、韓国語、中国語、そして日本語の六カ国語を自由に話せるまでになったのです。さらに、一〇一歳からポルトガル語をはじめました。

私たちも真似をしようではありませんか。あなたにもできます。私たちにはサヴァンの人と同じ脳があるのですから。

脳細胞は処理すべき情報量が多ければ多いほど新しく生まれるのです。なにかを新しく学習しようとすると脳は嬉しくてたまらないのです。超高齢者であっても新しく脳細胞を作って応援してくれるのです。

昇地氏はまた「どんな状況にあっても忙しいとは言わないのが私の生活信条」と言いました。「忙しいなどと言うのは、自分は能力が低くて仕事がこなせない無能力な人間だと触れ回っているようなものだ」と言い切っています。

まさにプラス思考です。忙しいという字は「りっしんべん」に「亡くす」です。「りっしんべん」は「心」を表しています。すなわち忙しいという言葉をを発することは「心を亡くす」ことです。どんなに仕事が多くても「心ここにあらず」ではなく、いつでも「心を統一」して使いたいものです。

また、舁地氏は決して、あっちが痛いこっちが具合悪いとは口にしませんでした。口に出しても治るわけでなし、周りの人もマイナス思考にしてしまうと思ったからしなかったというのです。しかし私たちはすぐに、疲れただの痛いだの痒いだの、滑っただの転んだのと「病感」を自慢する傾向にさえあります。昔の侍は「武士は食わねど高楊枝」と、空腹であっても腹一杯食べてきたふりをしました。それなのに現代の人はどうでしょう。一人が膝が痛いというと、「あら私もよ」。そして「私の方がもっと痛いし、腰も肩もどこもかしこもみーんな痛い」と、痛いところが多い人のほうが勝ちみたいな状況を作り上げています。すべて我慢をしなさいということではありません。あんまり口に出して言うと、言ったことがストレスになり身体にも悪い影響が出てしまうのです。

こういった「病感」はプラス思考ではありません。マイナス思考です。このようなマイナス思考の癖をつけていると、病んでもいない身体まで本当に病んできてしまいます。少々痛かろうと痒かろうと、涼しい顔をしているのも一つの美学です。

「病感」のついでに「老感」も持たないようにしましょう。何かというとすぐに「もう歳ですから」と言う人がいます。これを「老感」と言います。

私の師である中村天風は、老人が老人臭いのを嫌がりました。

「もう歳ですから」という歳はいったい幾つなのでしょう。「もう歳」などという歳はありません。七八歳の人が、お幾つですかと聞かれたら「とうねん（十年）とって六八！」とでも答えましょう。十年引けば六八になります。

また、常に一八歳と言い切るのもいいでしょう。

「お幾つですか」と聞かれたら、「一八！」。「いえ、戸籍上の年齢を」と聞かれたら、「それ以上は個人情報保護法につき、お答えできません」とでも答えておきましょう。

いくつになっても心は青年です。戸籍上の歳など忘れればいいのです。忘れたって誰も文句は言いません。こと細かに歳を数えているとどんどん歳が気になり、老い先が気になり、死が気になるのです。そして「もう歳だから云々」がはじまります。

「もう歳だから」を言いはじめたら、人生の終着点がすぐそこにきたようなものです。老化が進み、呆けがやってきます。

## 日常生活でのトレーニング

さあ頑張るぞと机の前に礼儀正しく座るだけがトレーニングではありません。トレーニングは日常の生活の中にたくさんあります。

たとえば誰かと話すときです。その際、「考えをまとめてから」話すように心がけます。思いついてすぐに話しはじめるのではなく、考えをまとめてから話す。これもトレーニングの一つです。

会議や人前で話すときは、自分の順番が来るまでに話す内容をあれこれ吟味します。言葉を選びます。そして話をまとめてから話し出すのです。ただし、いつもいつもまとめてから話すのでは疲れてしまいます。「時には」という感覚でよいと思います。

電話をかけるときには電話番号のメモを見ながらではなく、番号を頭の中に記憶させてからボタンを押すのも一つの方法です。これだけでも脳の活性化につながります。

歌の好きな人は、新しい歌に挑戦して歌詞を最後までしっかり覚えようとすることも脳の活性化につながります。歌詞を見ながらでないと歌えないというのではなく、歌詞をすべて暗記してみるのです。

計算力の衰えも気になります。そこで計算力の衰え防止のために数々の方法が提案されています。買い物の時にはできるだけ暗算をするように提案している学者もいます。あれがいくらでこれがいくらと暗算をしてみるのです。

歩くときに、歩数を数えながら歩くとよいという学者もいます。電柱の看板の電話番号を覚えたり、その電話番号を足し算してみたりするのも一つの方法です。とにかくいつでも頭を使うことを心がけるのです。

## 紙と鉛筆で計算する

簡単な計算も頭をはっきりさせるにはよいようです。5＋6、7＋8などの一桁の計算を毎日五分ほどするのです。簡単な計算だけではなく複雑な計算もたまにはいいのではないでしょうか。

この本をお読みになる方に、「一桁の計算をしましょう」などという失礼なことはとても言えません。どうせ提案するならもう少し複雑な計算をすることをお勧めします。それも電卓を使わずにするのです。

5425×2326などという掛け算や54645÷208という割り算を紙と鉛筆です

るのです。電話やスマホを使わず、敢えて紙と鉛筆で、かけ算、わり算をするのです。これはけっこう頭を使います。わり算はとくに頭の体操によいとされています。

車で走った後、ガソリンを入れました。そこで計算です。

324㎞走って34・4ℓのガソリンを入れたとします。1ℓあたり何㎞走行できたか計算してみます。324÷34・4です。これを紙と鉛筆で計算をするのです。

34・4ℓのガソリン代が4200円だとしたら1㎞走るのにいくらかかったのかという計算もしてみましょう。324㎞走ったのですから4200円÷324㎞です。逆に10円で何㎞走れるかなどという計算も面白いものです。

わり算を紙と鉛筆でするなんて面倒、電卓はどこだ、などと考えているあなた、それがマイナス思考です。ここは一踏ん張り、紙と鉛筆でやってみようと思えればプラス思考です。割り算は意外に頭を使います。脳細胞は活発になります。シナプスは増えます。呆けの予防です。

## 声を出して読む

新聞でも雑誌でも、一日に一度、声を出して読んでみましょう。声を出して読むということとはしっかり文章を捉え、それをもう一度耳から聞いて頭で反復することです。情報を脳細胞にしっかりたたき込むことになります。声を出して読もうとすると、いい加減には読むことはできませんから、それがいいのでしょう。

## カメラを持ち歩く

外へ出るときはいつでもカメラを持って出ることを勧めている学者もいます。カメラを持って外出するということは、なにか面白いものはないか、なにか珍しいものはないかと探しながら歩くことにつながります。探すことは頭を使います。写真を撮るときも、どういう構図がいいかと頭を使います。

撮るものはたくさんあります。道ばたのタンポポでもよし、生け垣の花でもよし、建物でもよし、空の雲も面白いでしょう。その気になればなんでも面白いものです。撮ったものを人に見せたりして話が弾みます。これで脳の活性化が進みます。

スマホや携帯電話で撮るだけでなく一眼レフなどのいいカメラを使えばさらにいい写真が撮れます。傑作をものにして個展でも開いてみましょう。今は誰でもがカメラマン、カメラを趣味にできる時代です。名刺に写真家と書いてもいいのです。誰も文句は言いません。

## 暗記する

なんでも覚えてやろうという気持が大切です。もう歳だから覚えられない、などというのはマイナス思考です。人は幾つになっても覚えることができるものです。記憶は衰えない、これが科学です。「歳だから覚えられない」は言い訳というものです。覚えてやろう、記憶してやろうというプラス思考を持ちましょう。漢詩の二つや三つ空で言えると「すごいな！」と人は賞賛します。誰でも褒められると嬉しいものです。脳にいい影響を与えます。

「少年老いやすく学成りがたし」まではたいていの人が知っています。そこでさらに次の下りを覚えてみましょう。

一寸の光陰軽んずべからず
未だ覚めず地塘春草《ちとうしゅんそう》の夢
階前の梧葉《ごよう》巳に秋声

そして作者は朱熹《しゅき》、題名は「偶成」。ここまで覚えるとちょっと鼻が高いですね。その他にもいろいろあります。

「春眠暁を覚えず」は誰でも知っていますが、次はどう続くのか、作者は、題名は？となるとなかなか正確に覚えている人は少ないでしょう。挑戦してみてください。

詩吟をやったことがない人でも「鞭性粛々《べんせいしゅくしゅく》」はご存知かもしれません。でもなかなか次が出てきません。「夜　河を渡る」と続きます。川中島を挟んで武田信玄と上杉謙信が威信をかけて闘おうとしています。頼山陽の名句です。挑戦し甲斐がありますね。

宮沢賢治の「雨ニモマケズ」なども暗記するにはいい材料です。「雨ニモマケズ　風ニモマケズ」までは誰でも知っています。さてその先です。雪ニモ夏ノ暑サニモマケヌ丈夫ナカラダヲモチ……と続きます。

少々長いですが覚えごたえのあるいい詩です。長い割にはリズムがいいので意外に簡単に暗記できます。

お経もいいですね。日本人ですから、お経の一つくらい空で言えてもいいのではないでしょうか。信心はなくてもお寺はいいものです。観光地にもたくさんのお寺があります。そこへ行った時「まかはんにゃはらみったしんぎょう」と「般若心経」を唱えると周りが

「お！」という目になります。お盆やお彼岸の時にも役に立ちます。友人宅でお仏壇を見つけたら、般若心経を唱えると喜ばれますよ。わずか二六二文字です。すぐに覚えられます。一週間もあれば充分です。家族でお墓参りをしているときに般若心経を唱えると、あなたを見る目が違ってきます。お墓参りが楽しくなります。私も親しくなった往診先の家で仏壇を見つけると、「ご主人ですか、ちょっとお経を上げさせてください」と般若心教を唱えたりします。みなさん喜んでくれます。

## 百人一首を覚える

百人一首そのものは日本人なら誰でも知っています。しかし百首すべて暗記している人はなかなかいません。私も言えませんでした。カルタ取りで、下の句を詠まれて初めて手が動くという状態でした。そこで朝、四〇分程の通勤の車の中で覚えることにしました。信号待ちのたびにちょっと本を開いてみるのです。五七五七七の三一文字です。ひらがな三一文字くらい一カ月で暗記できると意気込みましたが、なかなかそうはいきませんでした。半年ほどかかってやっと暗記しました。その時は嬉しかったですね。なんだか世の中が広くなった感じがしました。脳細胞が活発になった実感がありました。

一日一首暗記すると一〇〇日。二首暗記すると五〇日です。計算上はそうですがなかなかそうはいきません。私は半年ですから一八〇日、二日で一首覚えたことになります。信号待ちの度に本を開くというのでは危ないし効率が悪いので、テープに吹き込んでそれを聞きながら通勤しました。目と耳からの学習です。半年かかりましたが、半年でなくても一年でも二年でもいいのです。百人一首は認知症の予防にもいいし、教養のアップにもつながります。

花の名前を覚えるのも楽しいものです。散歩していると様々な花が目に入ります。道ばたにも歩道の石の透き間にも花が咲いています。「名もない花」という言葉がありますが、とんでもありません。名もない花など一つもありません。その花の名前を知らないだけです。もしほんとうに名前のない植物を見つけたら新種発見です。

わからない花があったら本屋さんに足を運んでみてください。植物の本がたくさんあります。一冊買ってみてください。違う世界が広がってくるはずです。

漢字を覚えるのも楽しい作業です。木偏のつく漢字、魚編の漢字など、楽しい漢字がたくさんあります。呆け防止にはうってつけです。鬱病の鬱という字はなかなか書くことはできません。画数も多く、読めても書けない字の一つでしょう。こういう字を覚えてやろうと思うこともボケを防ぐ意味でも大事なことです。

ついでにもう一つ。嚔。これは「くしゃみ」という字です。

襁褓。これは「おしめ・おむつ・むつき」です。

鳩尾。これは「みぞおち」と読みます。医学用語にはこのような昔の字が多数使われています。

はなみずは「鼻水」と書くより「洟」。鼻血も「衄」と書くと時代小説でも書けそうな気がしてきます。漢字検定など、いろいろな検定に挑戦してみるのもいいでしょう。

落語の「寿限無」もいいですよ。

「寿限無寿限無　五劫の擦り切れ　海砂利水魚の水行末　雲来末　風来末　やぶらこうじのぶらこうじ……」これを空で、しかも早口で言ってみてください。頭の体操にはうってつけです。五劫《ごこう》の擦り切れとはなにか。劫とは壮大な宇宙のはじまりから終わりまでを意味します。とてつもなく長い時間の考え方に圧倒されます。やぶらこうじのぶらこうじ、一体なんのことか。これは植物学です。調べていくと一石二鳥どころか三鳥にも四鳥にもなります。

効果的に脳を鍛えるには些細なことでも意識して記憶するという気持ち、努力が大切なのです。楽しく学んで記憶して、身近な人を驚かせてみましょう。

## 外国語を勉強する

外国語が一番呆け防止によいという学者もいます。もう一度英語に挑戦してみましょう。読めるけれども喋るのは苦手という人は、会話を勉強しましょう。今は、ラジオでもテレビでもインターネットでも教材は溢れています。英会話、英語の教材などほとんどなかった夏目漱石の時代でも、色々工夫し苦学、苦学の末に読み書きを覚え、英語を話した日本人はたくさんいます。それに較べると今は天国です。お金をかけなくても、やる気さえあれば語学は学べます。要はやる気です。

私の友人も七五歳をすぎて英語をもう一度やりたくなり、近所の語学の学校に入りました。毎朝NHKの英会話の放送を聞いています。

お隣の国なのに朝鮮語を知らないのは恥ずかしいとハングルに挑戦した女性がいます。韓国に行くのが楽しくなり、その後六〇回も行ったそうです。

退職後タイ語の勉強をはじめた人がいます。タイ語ができる人は少ないので、ちょっと話せるだけで注目されるそうです。

さあ語学に挑戦です。脳は喜びますよ。「もう歳だから」は、なしです。八〇になろうが九〇になろうが覚えられる、それが人間の脳です。言い訳は後回しにしましょう。薬や食事が若さを保つのではありません。なにかを学ぼうと思う気持ちが人間を若返らせるのです。呆けを防ぐのです。

## 日記をつける

日記をつけるのも一つの方法です。寝る前に今日あった出来事をゆっくり思い出します。その日の記憶はまだ海馬にあるか、海馬の近くにあるはずです。それを思い出す作業を毎日するのです。記憶は再び海馬を通って出てきます。海馬の活性化につながります。正確に時間を追って思い出し、四〇〇字ぐらいにまとめるのがよいという学者もいます。

たくさん書かなくてもいいのです。とはいえ一行や二行では物足りません。そこで私は三行書くことを提唱しています。これを三行革命といいます。

パソコンでつけてもいいのですが、できるなら「日記を書く」ようにしてください。紙に字を書くのです。最近は日常の中で字を書くことが少なくなりました。手を使う作業は呆けの防止になります。

## 思い出す

日記をつけるということは、つい最近のことを思い出す作業です。日記のように、ほんの数時間前のことを思い出してみるのも大切ですが、もう少し前のことを思い出してみましょう。例えば、一昨日の夕食はなんだっけ？　誰と会ったかな？　と思い出してみるのです。

さらに一週間前の日曜は何をしていたか、二週間前は、と遡ってみるのです。一〜二週間前くらいまでが海馬の役割とされていますから、そのあたりまでの記憶をたぐり寄せることは海馬の活性化につながります。さらに、数十年前の記憶も時々思い出してみましょう。回想です。デイケアなどでは呆け予防としてさかんにこの回想を取り入れています。

小学校の一年生の時の担任の先生の名前は？

小学校一年生の時の遠足はどこに行った？

思い出してみましょう。思い出そうとしている時、脳は活発に働いているのです。

別な言い方をすれば、脳は喜んでいるのです。脳のマッサージと呼んでいる脳学者もいます。昔を振り返るなんて懐古趣味でいやだという人がいますが、そんなことはありません。後ろ向きの人生でもありません。脳のトレーニング、脳のマッサージです。積極的に昔を思い出してみましょう。

ど忘れもたくさんあるでしょう。あの先生の顔はなんとなく覚えているんだけど名前が出てこない……。思い出すまでもやもやとします。このもやもやが実は大切なのです。思い出そうとして脳は盛んに働いているからです。

「ど忘れ」をマイナス思考で捉えると「おれって少々ボケてきたのかな」となりますが、プラス思考で捉えると少々違ってきます。「ど忘れだ、しめた、脳が思い出そうとして盛んに動きはじめたぞ」となります。そうです。ど忘れは、脳の活性化にいいのです。テレビを見ながら俳優や歌手の名前を当てる遊びをしてみましょう。思い出せなかったら、思い出せるように考えてみましょう。考えることが大切なのです。ほんとうに思い出せるかどうかはどうでもいいのです。「思い出すこと」より、「思い出そうとすること」が脳を活性化させるのです。思い出せなくて苦しんでいるとき、実は脳は喜んでいるのです。脳にとっては至福の時なのです。「ど忘れ結構じゃないの、思い出してやろう」。これがプラス思考です。

回想療法というものがあります。昔のことを写真や絵を見ながら回想するのです。小学校の二年生の時、時代はこうだったたな、電車が初めて走ったたな、テレビを見たのはあのときが初めてだったたな、など、昔のことを一つの写真から次々と回想していくのです。それははるか昔に海馬から大脳皮質に移った記憶を呼び出そうとする作業です。これを繰り返していくと記憶が元に戻り、痴呆が軽減されていくことは、数々の実例が証明しています。

この回想法をより有効にするには、自分だけではなく相手がいるとなお効果的です。相手の人が「そうだね」「それから？」「でどうしたの？」など。相づちを打ってくれると回想はどんどん進みます。そして思ってもみなかった記憶が鮮明に想い出されてくるのです。人間の脳はすごいものですね。人間の脳の中にはすべての記憶が残っているという学者もいます。生まれてから死ぬまでのすべての出来事がインプットされているというのです。

人間の脳は三〇〇万時間の映像を記録できるといいます。人間の一生を一〇〇年と計算しても、一〇〇年×三六五日×二四時間＝八七万六〇〇〇時間。夢まで記録しても八七万時間。つまり人間の一生をぜんぶ記憶していることになります。映像も音もです。脳というのはそれほどすごい装置なのです。最新のコンピュータでもかないません。自信を持って生きていきましょう。

記憶するということは、脳にインプットすることです。インプットは比較的簡単なことだとされています。アウトプットすることのほうが難しく、かつ大切だとされています。知識を脳の中に入れるだけでなく、外に取り出す行為が脳の活性化に大切なのです。漢詩を覚えることはインプット。口に出すことはアウトプットです。日記を書くのは、その日インプットされたことを思い出して書くというアウトプットの作業です。歌を覚えるだけでなく、実際に声を出して歌うことがアウトプットです。

体を動かす運動も、アウトプットが大切です。運動は、計算や語学よりもはるかにアウトプットの大きい動作だという学者もいます。アウトプットを念頭において行動していると、脳はどんどん活性化します。

## 旅行を計画する

安価なパック旅行がたくさん出回っている時代です。本当にこの値段？　と思うようなものがたくさんあります。バスや電車に乗ってしまえば目的地まできちんと連れていってくれます。見所を忘れることなく案内してくれます。おみやげ売り場にまで案内してくれます。まことにのんきな、気疲れしない旅行です。

それはそれでたいへんありがたいし便利なことなのですが、出かける前に「どこに行かれるのですか？」と聞かれて、「さあどこでしょうか」などということもよくあります。旅行から帰ってきても、どこに行ったのか、どこに泊まったのか、思い出せないこともあります。

連れていってもらったからです。

そこで、時には自分自身で計画を立てて旅行してみましょう。まず、目的地を決めます。さて宿泊はどうするか、値段は、風呂は、途中どこに寄るか、どこに珍しいものがあるか、列車の時間は、指定席は、バスはなどなど。一つの旅行を完成させるにはいろいろなことを決めなければなりません。それらを計画することが、脳の老化を防ぎます。

桜を見に行くなら、ガイドブックではあてになりません。その年の満開の時期は本には載っていません。行ってみたらとっくに散っていたりします。満開の時期に出かけるにはその土地の状況を確認しておくことが必要です。

交通費もばかになりません。割引切符がないかどうかも確かめておく必要があります。この時期にこのルートを通ると意外に安いなどということがよくあります。時刻表を見ながら接続の列車を探すのも楽しいものです。詳しい時刻表には地方のバスの時刻表も載っています。バスに乗る予定を立てていたが一日に二本しかなく最終が出た後だった、あるいは三時間も待たなくてはならないとなると目も当てられません。名所旧跡だからといって、降りた駅にはバスはおろかタクシーさえないこともあります。足が不自由な人が一緒ならば、バスやタクシーが対応してくれるかの確認も必要になります。その土地の歴史なども調べておくと、旅がいっそう楽しいものになります。ここまで計画をたてると脳が活性化すること間違いありません。呆けている暇がなくなります。

## 料理をする

料理は呆け予防に効果があります。最も効果のある呆け予防法は料理だという学者もいます。しかも日常的にも取り組み易い方法です。料理が苦手という人も挑戦してみましょう。

料理には頭を使う要素が様々含まれています。まず何を作るかを考えます。その材料は家にあるのかないのか。足りないものは何か、どれだけか。頭を使わないとわかりません。ないものはスーパーに買いに行かねばなりません。歩いていけば運動になります。

材料が揃いました。材料を切ったり煮たりします。料理は複数の作業を同時にこなさないとはかどりません。煮炊きをしている間に片付けをして次の準備にかかる。すると脳はどんどん活性化されます。手も動かします。立っていることは運動にもなります。味はどうか、量はどうか、盛りつけはどうか、頭を使います。多方面に頭を使わないとできないのが料理です。確かに呆け防止に有効です。

## ゲームなど

各種のテレビゲームも呆け防止にいいと言われています。

囲碁将棋が最高であるという学者もおられます。

クロスワードパズルも頭をつかいます。

ぬり絵を痴呆の予防に推奨している学者もいます。ぬり絵なんて子どものやるものだと思ったら間違いです。大人用の脳トレーニングのためのものは、浮世絵を描いたり、本格的な巨匠の絵を模写したりします。できあがったものを見るとそれは立派なものです。ぬり絵をするには下絵と手本をじっくり見比べなくてはなりません。ここで脳の後頭葉が使われます。次に手本の色や形を記憶しなければなりません。ここで脳の側頭葉が働きます。次に、下絵の紙を触りながら全体の構成・構造を考えます。そうすると頭頂葉が働きます。次に、脳に蓄えられている記憶から必要な情報を引き出し、どのように色を塗ろうか、鉛筆はどのように動かそうかなどを考えます。すると前頭葉の外側が活発に働き出します。

次第にできあがってくると、美しいという感情が湧いてきます。そしてそれをいっそう上手に完成させようという気持ちになります。すると前頭葉の下のほうが活発になります。下絵を片方の手で押さえてもう一方の手を動かしながら作業をすることは前頭葉の運動野にいい影響を与えます。などと理屈っぽく解説しましたが、ぬり絵という単純そうなもの一つをとっても、立派に脳のトレーニングになるのです。

## 利き手でないほうを使う

利き手でない方の手を使うと、脳が喜びます。いつもの感覚と違う信号が送られてくるので、脳はいろいろ考えるのです。右利きの男性なら、朝のひげそりを左手でやってみてください。けっこうぎごちない動きになるはずです。この動きが脳にいいのです。歯磨きを利き手でない方の手でやってみてください。けっこう難しいですよ。食事の時は左手でお箸を使ってみましょう。かなり脳は混乱しますが、それがいいのです。たくさんのごはんをかき込むのは簡単ですが、最後にお茶碗の中に残った米粒をきれいに食べ尽くすには相当な努力を要します。呆け予防になるだけでなく、脳卒中で半身麻痺にならないとも限りません。その時、これが役に立ちます。

## 脳トレはあくまで楽しんで

本屋さんに行くと、たくさんの脳トレーニングの本が出ています。いずれも効果はあるのでしょうし、それぞれしっかりやることは大切だと思います。しかし受験勉強ではないのですから、苦痛を感じてまでやることはないと思います。すごい形相で、ねじりはちまきでも締めようかという感じで頑張っている方もいらっしゃいます。脳トレは「痴呆試験」ではないのですから、気楽に楽しんでやってください。脳は楽しみを求めています。脳は楽しいことが好きなのです。楽しくやってこそ脳の働きはよくなるのです。

# 4・プラス思考で趣味を持つ

## 趣味がなければ探してみよう

趣味を持つのがいいということは誰でも知っています。趣味は生き甲斐に通じます。頭を使うことにも通じます。もちろんプラス思考になるためには大切な要素です。

しかし趣味のない人は案外多いものです。定年になって趣味でもなければ一日ごろごろしてしまうことにもなりかねません。趣味がなくても、家の仕事をはじめ、する気になればいろいろ仕事はあるものですが、趣味というのは仕事とはひと味違うものがあります。趣味がない人は趣味を作ってみましょう。

便利な作り方は公民館です。最近はコミュニティーセンターなどと名前が変わっていますが、いろいろな集まりがあります。臆せずに顔を出してみて、自分がやってみたいなと思うものを選んでみましょう。木工や手芸、書道、絵画、ダンスなどなどたくさんあります。

それまで、のこぎりも金槌も持ったことのなかったAさんは公民館で木工を覚え、すっかり木工の魅力にはまり、ゴミ箱から小物箪笥まで小物を作って喜ばれています。四方転びという木組みがあります。活字では言い表せない難しい木組みです。最近ではこの四方転びに挑戦し、見事にお盆を仕上げました。単にのこぎりで木を切って金槌で釘を打てばいいというものではありません。ほぞを切って、木を組んでピチッと仕上げるのはなかなか難しいものです。物を作るという行為が呆けを遠ざけるのです。大きなものを作っても大丈夫な人は作ってみましょう。大きな仏壇を作った方がいました。見事な彫刻、装飾を施していました。

欄間に挑戦した方もいました。仏像の彫刻にのめり込んだ方もいました。木工に限らずどんなものでも極めれば極めるほど奥の深いものです。

絵画もあります。水彩画から油絵、パステル画、色鉛筆、墨絵などなど。ただし一言忠告しておきますが、油絵の場合は広い家なのか倉庫があるかなどよく考えてからはじめてください。油絵はキャンバスに描きます。これが置き場所に困ります。死後、家人が処分するのもたいへんです。私も処分に困った家庭を何軒か見ています。七〇すぎてはじめるならスケッチブックに描くくらいが丁度いいですね。もちろん、油絵がやりたいんだという人はどうぞ。キャンバスに思う存分筆を走らせてください。楽しいですよ。

ダンスもいいですね。社交ダンス、ハワイアンダンス、フォークダンス、ジャズダンスなどいろいろあります。ダンスはリズムに合わせて身体を動かします。運動にもなるし脳の活性化にも効果があります。覚えた（インプットした）動作を身体で表現（アウトプット）するからです。また、社交ダンスで異性と手をつなぐとフェロモンが沸々と涌いてきます。フェロモンは減るもんではありません。どんどん出しましょう。異性を意識するのも呆けの予防になります。

料理教室もあります。料理は最高の呆け防止だと前項でも書きました。誰かと一緒に食べる楽しみ。おしゃべり。手を使い、頭を使い、そして食べる喜び、食べさせる喜び。料理は呆け予防のすべてを含んでいるといっても過言ではありません。料理を趣味にするというのは一石二鳥にも三鳥にもなります。

他にも、古文書を読む会、写真の会、野鳥を見る会、野草の会、歩く会などなどたくさんあります。

人はけっこう意外な一面を持っているものです。そしてその才能に気づかないまま何十年も過ごしてきていることがあります。なんにでも挑戦してみるのがいいのです。え、あなたが？　と驚かれるような才能が眠っているかもしれませんよ。

書もいいし、俳句や、川柳、和歌もいいですね。エッセイを書いたり、自分史を書いたり、いろいろあります。友人知人の趣味を聞いてまわり、仲間に入れてもらうのも一法です。

身体を動かす趣味もたくさんあります。ゴルフをはじめ、野球やソフトボール、ゲートボール、太極拳。卓球もいいですよ。激しい動きをする必要はありません。自分の目の前に来た玉だけをのんびり打つだけでもいいのです。

山歩きもいいですね。これも立派な趣味です。近所にちょうどよい山はありませんか。そのうち遠くの山に行ってみようとなるかもしれません。自然の中を歩いて心も身体もリフレッシュです。

マスターズに挑戦する方もおられます。若い時は選手になれなかったが、高齢になって練習に励んで、水泳でマスターズに挑戦した方がおられました。短距離でもよし、マラソンでもよし。成績次第ではテレビにも出られます。

武道への挑戦という手もあります。少林寺拳法、合気道、剣道、薙刀、等々、棒術もあるし弓道もありますね。

声を出すのは心にも身体にもいいことです。詩吟に挑戦した方がおられます。漢詩を覚え、和歌や俳句を覚えて詩吟の節で詠うのです。大きな声を出す詩吟はスポーツだと言った人がいました。詩の背景を勉強すればますます教養が深まります。詩の作られた場所に旅すれば内容の濃い、いい旅行になります。

お茶もいいですね。お茶は茶道と「道」がついています。心の修行にうってつけです。お花や掛け軸や焼き物等々、日本文化の全てを含んでいるのが「お茶」です。教養も深まります。

定年までの四〇年間に自分の自由になる時間と、定年後一〇年間に自由になる時間はほぼ同じといわれています。定年後一日に五時間の自由時間があれば一〇年で二万時間になります。二万時間あれば人はたいていの場合、一つのことに精通するそうです。

素人の域を出て玄人はだしになれるのです。そこまでいかなくても、「素人とは思えない」という域にはいくでしょう。素人に三本ほど毛が生えたくらいでもいいではないですか。プラス思考です。どんな趣味でも自分が楽しむことです。それが脳の活性化につながります。

## 趣味を持つことが人との交流を生む

定年後、数年も経たないうちに急に老け込んでしまった人を何人も見てきました。中にはあれよあれよと思う間に呆けていってしまった人もいます。

そういう人は概して部下を持っていた上役の人だったり、学校の先生だったりすることが多いように思います。定年までは人から部長だの先生だのといわれてきた人が案外もろかったりします。定年後しばらくの間は、さあ写真だ絵だゴルフだ山だと張り切っていたりするのですが、だんだん飽きてきて興味がなくなり外に出なくなります。

「生き甲斐」目標の度合いが薄かったのかもしれません。一つのことに飽きるのはしかたがありません。定年後にはじめる趣味はだいたいそんなものです。飽きたらまたすぐに次のものに挑戦すればいいのです。挑戦する気持ちを持ち続けることです。

「初心忘るべからず」という格言がありますが、「初心忘れるべし」というのも間違いではありません。いつまでも過去に囚われて新しいものが見えないと、古いものにすがって生きていかなければなりません。自分に合わないと思ったらさっさと次に移る柔軟性も時には必要です。

趣味を生き甲斐にして高い目標を持つのもいいのですが、長く元気に生きることを目標にして、趣味はそれを達成する手段くらいに考えるのもありです。趣味がいいのは、人との交わりができることです。人との交わりがなくなるところから呆けがはじまります。人と会話をし、人と交わることが呆けを予防します。一人で脳トレをせっせとやっているよりも、多くの人と楽しく会話し、行動するほうがずっと脳は喜ぶのです。

趣味を持つならば一人でするのではなく、仲間を作ってみましょう。自分で作ってもいいし、サークルに入るのもいいでしょう。そうすると趣味そのものだけでなく、仲間と話すのが楽しいからその会に行くということにもなります。素晴らしい人と巡り会える機会は滅多にあるものではありません。人とのつき合いを大切にしましょう。

読者のあなたがまだ定年前で、しかも無趣味ならば、定年前に趣味を作り、定年前からその趣味をはじめることをお勧めします。その時から呆け予防がはじまります。

## プラス思考で自分の仕事を持つ

どんなに歳をとっても自分ができる仕事を持つことが大切です。

仕事は趣味ではありませんから楽しいこととは限りません。苦痛であるかもしれません。しかし苦痛を苦痛と捉えるのではなく、積極的にやりがいのあるものとして捉える必要があります。

仕事は、自分が誰かの、あるいは社会の役に立っているという自覚を生みます。

歳をとってようやく動けるような状態でも、もしも玄関まで行けるならば、新聞を取りに行くという立派な仕事があります。朝の忙しい時に新聞が茶の間に届けられていたら家族はたいへん助かります。これも仕事です。郵便を取りに行くことも仕事です。洗濯はできなくても洗濯物を取り入れるだけでも立派な仕事です。一時間かかろうが二時間かかろうが、きれいにたたむだけでも立派な仕事です。家族は大助かりです。

このように考えると仕事はどこにでもあります。

呆けを予防しようとするなら仕事を見つけることです。何もしないで呆けを予防しようとしたって、それは無理というものです。

家の中を見回すといろんな仕事がたくさんあるものです。掃除、洗濯、買い物、食事づくりなどなどたくさんあります。呆け予防には家事仕事が一番という人もいます。家の中をきちんといつも整理整頓しておくというのは並大抵の努力ではできません。

家も年数がたってくればあちこちが痛んできます。いつも職人さんを頼んでいたのでは少ない年金もどんどん目減りしてしまいます。自分ができるところは自分でやるということです。

玄関は汚れていませんか。ペンキは剥げていませんか。もし剥げていたらペンキ塗りくらい挑戦してみましょう。雨樋のつまりはないか、塀は傷んでないか、車庫は、物置は、壁のしみは、風呂場のカビは、などなど。一軒の家があると、することは山のようにあります。歳をとってくると目が悪くなっていきます。意外と汚れに気がついていなかったりします。

家具にがたつきはありませんか。取っ手はゆるんでいませんか。塗料は剥げていませんか、家の中にも仕事はあります。そういう所にちょっとニスを塗るだけで新品のようになります。

しかしこれもまた仕事のようで仕事ではなく、趣味にもなるというものです。庭があれば庭の手入れもしましょう。手入れと思うと仕事になりますし、庭いじりと思うと趣味に変わります。そういう見方をすると、仕事と趣味は不即不離の関係にもなります。

外に目を向けるとボランティアという仕事もあります。病院や福祉関係の施設などにいくとたくさんあります。どこでも大歓迎されます。ボランティアというのは人のために仕事をし、人に喜ばれていながら、結局は自分が一番得をし、自分が一番喜んでいるということに気づかされる仕事です。「情けは人のためならず」を地でいくようなものです。小学生のための交通整理で活き活きしはじめた人がいます。朝、子どもにおはようございますと言われると一日がとても楽しいんです、と言っておられました。

仕事ですから、少々でもお金が入る方がやり甲斐にもつながるという見方もあります。自営業なら定年というものはありませんから、仕事量を減らしながらでも体力、気力の続く限り現在の仕事ができます。これは幸せなことです。しかし現代社会では多くの人が会社勤務ですから、定年後は新たに仕事を考える必要があります。

大きな会社の部長を務めた方が、定年後はビルの掃除のアルバイトに出ました。朝四時に起きて電車に乗り仕事場まで行きます。作業服に着替えてビルクリーニングの仕事です。床を拭いて、ゴミを集めてと、短時間のうちに手早く仕事をこなさなくてはなりません。大会社の部長さんには初めての経験ばかりです。しかしこの仕事が楽しくてしようがないと言います。新しい世界を知り、仕事仲間もたくさんできました。早朝のすがすがしい空気のおいしさも知りました。それでいてお金も入ります。貯金の取り崩しも少なくて済みます。そのお金で好きな陶芸の趣味にも没頭できます。趣味というのはただというわけにはいきません。出費も伴います。趣味をいっそう楽しむためにもビルクリはいいよ、とおっしゃいます。思い切って、いままで考えてもいなかったような仕事についてみるのも面白いかもしれません。

## 5・プラス思考で身体を動かす

### 体を動かすことが脳を活性化させる

身体を動かすことが呆けの予防につながるという論文はたくさんあります。つながるどころか、最大最良の予防だと言い切る学者もいます。

北海道富良野の九〇歳代の方の話です。この方は八〇歳頃から痴呆症状が出現し、一日何をすることなくぼんやりとソファーに座るだけでした。見かねた家人が無理矢理外に連れだして、散歩をはじめました。すると徐々に意欲が現れるようになりました。もともと走ることが好きな人でしたので、九〇歳代にして再び走ることをはじめました。すると痴呆症状が急速にとれていったのです。運動が脳の活性化を生み出したのです。

ジョギングよりも、もっと遅く走る、スロージョギングがよいという研究があります。隣の人と会話ができるくらいのゆっくりなペースで走るのです。これが脳の活性化にいいというのです。

ある研究で、半年間毎日四〇分歩いた人たちの脳を調べました。歩いた後では前と比べて脳の活性が一一％アップしました。さらに脳の体積も増加したそうです。

脳の研究者の多くが、脳細胞を増やす方法の第一に運動をあげています。激しい運動をする必要はありません。散歩などの軽い運動で十分です。小まめに身体を動かす家事仕事だって立派な運動です。はたきかけや拭き掃除などはあまりしなくなりましたが、大晦日だけではなく日常的に取り入れると運動にもなるし、家をきれいに保つことができます。一石二鳥です

一昔前まではわざわざ運動など考えなくても日常生活が運動そのものでした。電気掃除機やロボット掃除機というものはありませんから、箒にちりとりです。はたきをかけるという動作は腕や肩の運動にもなりました。廊下や床の雑巾がけも日常的な仕事でした。これも結

構な運動量です。柱やあちこちの拭き掃除もたいへんです。雑巾がけ、拭き掃除するにはその下準備、後かたづけも運動性がありました。バケツに水を汲んできて、何度も水を取り替えていました。

買い物も今のように一週間分まとめて買ってきてしまうなんてことはありませんでした。毎日、毎日、それこそ食事の度に買い物に行きました。それもほとんどが歩きです。朝は納豆を買いに行き、昼はコロッケを買いに行く。夜は夜で豆腐を買いに出かけます。時には重いカボチャを買ってきたり、西瓜を丸ごと一個ぶらさげてきたり、けっこうな運動量です。調理するにもガスや電気はありませんから、薪で火をおこしたり、重い釜や鍋を持ったりと、運動性がありました。

洗濯もそうです。盥《たらい》で洗濯板を使ってごしごし洗っていました。さらに力をいれて絞ります。重労働です。今は全自動の洗濯機ですから運動性はゼロでしょう。最近では洗濯機そのものが乾燥機にもなっています。これでは洗濯物を干す動作、取り込む動作もなくなってしまいます。確かにすごく便利なのですが、人間という生物にとって本当にいいことなのでしょうか。洗濯する時間、干す時間、取り込む時間さえ節約して惜しんで、いったい何を得ようとしているのでしょうか。

現代は、日常の中から運動性がなくなっている時代です。自分の意思で身体を動かそうとしないと一日の運動量は極めて少なくなります。試しに万歩計をつけて歩いてみてください。案外歩いていないことに驚くかもしれません。

運動は脳の活性化・呆け防止にいいだけではありません。身体のすべてにいいのです。脳卒中の予防にも、心臓疾患の予防にも運動はかかせません。一日に最低五〇〇〇歩は歩くようにしてみましょう。時には小走りで走るくらいの気持ちが大切です。一日一回、二分間くらいはハアハアする運動をしなさいという学者もいます。脈拍を一一〇／分くらいに高める運動です。身体を大事にするには、休憩しているだけではダメなのです。時には目一杯動け、ということです。

笑うことは最高の痴呆予防だと書きました。歩くのも痴呆の予防に最適です。この二つを併せるとどうなるでしょう。

そうです！　笑いながら歩くのです。

えへへへへと笑いながら歩きます。うふふふふと笑います。時には、あははははっと笑います。笑いながら歩きます。右手を拳を作って上に上げて、やったーやったーと笑いながら闊歩します。気持ちいいですよ。ただし人のいるところでやってはいけません。友人がいなくなり、近所づきあいができなくなります。

いい方法があります。携帯かスマホを片手に、さも人と話しているふりをして一人で笑うことです。たぶん、怪しまれなくなります。迷惑がられるかもしれませんけれども。

エスカレーターのある駅が多くなりました。それはそれでたいへんにありがたいことですが、歩ける人は駅の階段くらいは自分の足で歩きましょう。歩けるうちに歩いておかないと早晩、歩けなくなります。歩けることに感謝しながら思う存分歩きましょう。

運動というと、運動靴をはいて、トレーニングウエアに着替えてと思っておられる方が多いのですが、階段を歩くだけでも立派に運動になります。運動を日常の中で実行することが長続きさせるこつです。スーパーやデパートに出かけます。ちょっとしたところにもエレベーターが設置されています。二階か三階に用があるとなるとすぐにエレベーターはどこかときょろきょろする人がいます。二階や三階なら歩いて登りましょう。それが運動です。建物の隅には必ず階段があります。階段を見つけたら、自分専用の運動器具がわざわざ置いてあるなと思いましょう。プラス思考です。

世界の記憶力大会のチャンピオンは、トレーニング時間の半分をサイクリングに当てているそうです。ある脳神経の学者は考えごとをするときは散歩かジョギングをするといい考えが浮かぶと言います。さあ身体を動かして呆けを予防しましょう。

## 運動はどこでもできる

運動しましょうと私が提案すると、最近は雨が多くて運動できません、などという返事が返ってくることがあります。雨が降ると運動はできないものでしょうか。傘をさして外に行けとは言いません。雨が降ったなら家の中で運動をすればよいのです。わずか三〇㎝四方のスペースがあれば十分です。玄関に出てぴょんぴょんと跳んでみてください。縄を持ったつもりで縄跳びです。槍を持ったつもりならマサイ族です。跳ぶというのは激しい運動です。一回に一分か二分すれば十分です。その場で足踏みだっていいのです。雨でも嵐でも、ようはやる気があるかないかです。言い訳が先に来るのかどうかです。

「私は一日五〇〇回、その場で足踏みをしている」と九〇歳をすぎた患者さんがおられました。たいしたものです。

玄関で跳ばなくても家の中で体操もできます。足踏みもできます。歩くことだってできます。二階があるなら階段もあるでしょう。マンションにも階段があります。階段の登り降りはいい運動です。言い訳はせずに運動をしてみましょう。もちろん雨の日だって、外に行ってかまいません。傘をさしてもよし、レインコートを着てもよしです。雨を楽しんで運動するのも一興です。

前項でも書きましたがダンスを勧める人もいます。各種の運動と認知症の関連を調べた中に、ダンスが最も発症率を下げる運動だと結論づけている論文もあります。ダンスは運動性もあるし社交性もあるし音楽性も兼ね備えているので痴呆予防には最適というのです。異性とのふれあいもあるしリズム感も鍛えられます。運動性と音楽性に富んでいますから、たしかに痴呆の予防にはいいでしょう。

農作業もいいですよ。農作業は運動性の高い作業です。作業と書くのですからまさに身体を動かすことそのものです。いくら機械化されたといっても、農作業のすべてを機械化することはできません。やはり身体を動かすことになります。身体を動かすことそのものが農作業の楽しみでもあります。小さな種が芽を出す、根を張る、葉をつける、花が咲く、実をつける、どれをとっても自然の力の偉大さを感じずにはいられません。また、身体をどれだけ動かしたかで収穫に大きく変化が出てきます。連作ができない作物、連作に強い作物、種付けの時期、苗を植える時期、収穫の時期、肥料をどうやるか、除草剤はどう使うかなど、頭を使わなければ収穫は望めません。畝をつくり、耕し、水をやり、雑草を引き抜いたりとたいへんな肉体作業です。頭と身体を同時に使い、そして自然に感動し、収穫で大きな喜びを得る。まさに農作業は呆け防止法の筆頭でしょう。これがほんとうの「脳作業」です。

## 7・プラス思考で刺激的環境を作る

刺激的環境というのは、日常とは違う環境ということです。

日常とは家庭の中、通い慣れている職場の中などの環境です。日常では頭を使わなくても慣れで物事がこなせていきます。下手をすると、目をつぶっていてもできてしまいます。こういう状態では脳はほとんど働いていません。休息状態です。それでも日常生活には困りません。

しかし、脳の活性化のためには脳を刺激する必要があります。それは日常性の慣れた動作からは生まれません。刺激的な環境が必要になります。

まずは外に出ることです。家の中と違って外の世界は時々刻々変化しています。家のまわりを散歩するだけでも大きな変化があります。それを見るだけでも脳は活発になります。

外に出ると自転車や自動車に気をつけなければなりません。気をつけようと考えるだけで脳は活性化します。たまには少し遠くに行ってみるのもいいことです。月に一回デパートに行くことを勧めている学者もいます。デパートはまさに刺激のるつぼです。珍しいものの目を見張るものが数え切れないほどあります。それらを見るたびに脳は激しく活性化されています。移動するには階段を使いましょうと書きましたが、高齢者の場合、エスカレーターやエレベーターに乗るだけでも軽い緊張感が生まれます。この緊張感は脳の活性化に役立ちます。

商店街を歩くのもいいでしょう。新しい発見がたくさん生まれます。もちろん公園でも郊外でも山でも海でもかまいません。要は日常からの脱却です。脳の刺激です。統計的にも外出の多い人のほうが痴呆は少ないとあります。家の中だけにいるのではなく努めて外に出てみましょう。コロナを必要以上に怖がって外に出ないと足腰が弱り、痴呆が忍び寄ってきます。

怖いと思うと縄もヘビに見えます。ススキの穂も幽霊に見えます。怖いと思わず外に出て行きましょう。

たまには道に迷ったっていいじゃないですか。脳は喜んでいます。何事もなく家に帰るより、少々道に迷って、さあどうやって帰ろうかな、ここはどこかなと考えているとき、脳は活発に働いているのです。新しい脳細胞が生まれているのです。呆けの予防には一生懸命、真剣に考えることが一番いいのです。一生懸命、真剣に考えているときが脳には一番幸せなときなのです。

美しいものを見たり、美しいものに触れると脳細胞が活発化します。これも一つの刺激です。美しいものを見ると感動します。脳はどんどん想像を深めていきます。それは脳細胞には嬉しいことなのです。

その気になれば美しいものはどこにでもあります。道ばたの小さい花を見つけたら、少し眺めてみてください。空を見上げれば雲が美しく語りかけてきます。

たまには美術館に行くのもいいですよ。陶芸であれ絵画であれ工芸であれ、美術館に展示されるほどのものですから美の代表といえます。ゆっくりと見てみると本当に美しいものです。感動します。美しいと思い、感動したら脳細胞がまた一つ二つと増えていきます。

美は調和です。調和は宇宙の姿です。宇宙は調和が好きです。その宇宙の中で生まれたのが人間ですから、調和がとれているときは健康になります。身体にも脳にもです。美しいものに触れて脳の健康を保ち、呆けを予防しましょう。

各地にいろいろな博物館があります。いざ探してみると、こんなにあるのか、と驚くほどたくさんあります。博物館は刺激の宝庫です。暇を見つけて、月に一度は博物館巡りをしてみるのもいいですよ。脳が喜びます。

講演を聴き歩くのを趣味にしている人がいます。ジャンルは問わず、なんでも聴くそうです。そうすると、色々なことが耳学問として入ってきてとても刺激になるというのです。それもあまり交通費をかけずに、なるべく無料の講演を探すのだそうです。新聞や自治体の広報誌などにたくさん載っています。

呆けを予防するなら家をバリアフリーにしないほうがよいという逆説的な考えがあります。バリアフリーにすると目をつぶってでも歩けてしまいます。すると、段差でつまずいてはいけない、転んではいけない、骨折してはいけないという緊張感がなくなります。緊張がなくなるところに呆けが近づいてきます。だから、下手にお金をかけてバリアフリーにしないほうがよいというのです。面白い考えですね。一理も二理もあります。刺激的環境を持つという考え方です。

## 8・プラス思考で人と交わる

一日中誰とも話さないという人がいます。これは脳の活性化という点から考えてもいいことではありません。動物園のゴリラでもチンパンジーでも仲間がいないと鬱的になり元気が出ません。そこでテレビを見せたりして音や映像で刺激をしています。人間でもテレビを見ることはある程度有効ですが、生身の人間と会話をするほうがはるかに有効です。

人間は「人の間」とも書くように、人と人が交わってこそ生きられるようにできています。一人では生きていけません。一人では刺激が少なすぎて呆けてしまいます。話す相手がいないという人は、積極的に話す相手を捜しましょう。

人の集まるところに積極的に出かけて行き友だちを作りましょう。努力すれば必ずできます。作ろうとする意識が大切です。プラス思考です。たくさん友だちがいたけれども、いつの間にか減っているという人はいませんか。誘われたらどんどん参加しましょう。一度ならず二度三度と誘いを断ったら、もう誘ってくれなくなります。独りぼっちは自分で作っているのかもしれません。一人でも楽しいことはありますが、やはり複数の人といると楽しいものです。刺激ももらえます。

人との会話で注意することが幾つかあります。もっとも注意することは、自分だけが話さないということです。相手にしゃべらせて自分は聞き役に回るくらいでちょうどよいのです。

友人ができたからといって一人でしゃべりまくっていたのでは人は離れていってしまいます。人は誰でもしゃべりたいものです。相手がその衝動を抑えているのに、自分だけがしゃべっていたのでは相手は嫌になってしまいます。日常の会話は短く短くがマナーというものです。相槌を打ちながら時々は自分もしゃべるというぐらいが適当です。年寄りの話はくどいとよく言われます。残り少ない最後の時間をしゃべらないと損だと思っているわけではないでしょうが、中には演説をはじめる方もおられます。そうしないためには、結論を先に言うとよいのです。そこに内容を肉付けしていくのです。いろいろしゃべっているのだが、結局なにを言いたかったのかわからない。結論はなんだったんだ？　という人もおられます。できるだけ詳しく説明したいのでしょうが、くどいだけで内容がわからず、聞いているほうはうんざりします。

結論を先に言って、残りを一分ほどでまとめてみましょう。一分あれば相当しゃべれますよ。四〇〇字詰め原稿用紙に一枚は軽くしゃべれます。原稿用紙一枚しゃべれば十分です。

それ以上は飽きてきます。一分で喋る練習を普段からするのです。自分の小学校時代、先生から誉められたこと、中学校でこんな楽しいことがあった、自分の趣味、旅行の話などなどを一分でまとめて喋る練習です。これは脳の活性化にもすこぶる効果があります。ここでもまたアウトプットです。脳の活性化ばかりでなく、友人作りにも大いに効果を発揮するでしょう。

## 9・プラス思考で異性力を活用する

幾つになっても異性は異性。異性がいると楽しいものです。同姓同士の語らい、交わりももちろん楽しいのですが、異性がいる場合はまた別の楽しさがあります。同時に緊張感もあります。それも心地よい緊張感です。呆け防止には異性に興味を持つことという説もあります。幾つになっても異性には興味があるものです。異性と話をするためにはお洒落が必要です。すっぴんも時と場合には美しいのですが、適度なお化粧は緊張感を生みます。その緊張感が積極性を生みます。

外に出るとき何を着ていこうかと考えるのも頭の活性化につながります。「どれ着たって同じよ」などと言い出したら呆けは目の前に迫っていると思ってください。上に着るもの、下に着るもの、靴下は、靴は、アクセサリーは？　考えるだけで脳は活き活きとしてきます。脳の活性化のためには「病院」に行くより「美容院」のほうが効果があります。「人に見せる」「人から見られる」ことを意識することが脳の活性化を生みます。これも立派なプラス思考です。

外に行くのに「着ていくものはなんでもいいの、お父さんのシャツでもいいわ」などと言いだしたらさらに危ないですよ。外に行くときは多少はおしゃれです。

男性だっておしゃれを考えましょう。そうするとそこにときめきも生まれてきます。「どれを着ていったらいい？」などと奥さん任せにしないで、自分で選び、自分でコーディネイトするのです。

大岡越前守が九〇歳のご母堂に聞きました。

「九〇歳の男と女が心中したというのですが、こんなことはあるように思えません。男と女の関係というのは幾つまであるものなのでしょう、お教えください」

ご母堂は、手をかざしていた火鉢の灰を火箸でさらさらと二度すくって、なにも言わずに次の間に行ってしまいました。

はてなと考えた大岡越前。わかった！　灰になるまでか！　と。

そうです。灰になるまで男は男、女は女、異性は異性です。大いに興味を持って大いに交流しましょう。異性と交わると元気になることを「異性力」と言った方がおられますがまさにそのとおりです。色呆けは困りますけれども。

## 10・プラス思考で脳卒中を起こさない

日本人の三大死因の一つは脳血管障害（広い意味での脳卒中）でした。それが近年では五位にまで下がりました。今では肺炎よりも少なくなったのです。ですが、まだまだ脳卒中は多い疾患です。

脳卒中の「卒」は「終える、終わる」という意味です。卒中の「中」は「あたる」という意味です。

脳卒中、脳に終わるが来るように、あたったのです。

脳卒中は脳出血、蜘蛛《くも》膜下出血と脳梗塞におおまかにですが分けることができます。脳卒中になるということは脳の組織が損傷したことを意味します。

脳の組織の損傷は脳細胞の損傷、死滅を意味しています。

損傷した場所と大きさによりますが、痴呆の引き金になる場合が多々あります。そこでなんとか脳卒中を引き起こさないようにしなければなりません。そのためには心と同様に肉体のほうにも気を配る必要があります。いままではプラス思考・心の方面を中心に述べてきましたが、ここからは主に肉体・身体を中心に話を進めていきます。

## 何を食べたら痴呆を予防できるのか？

痴呆を予防する科学的根拠を持つ食べ物は残念ながらありません。

でもそれではちょっと寂しいので少し紹介してみます。

**鮭**：鮭の赤身、アスタキサチンという天然色素がよいと言われています。

**カレー**：インド人には痴呆が少ないそうです。毎食カレーを食べているからというのです。ターメリックがよい、老人斑の形成が三〇％減少するとも言われています。ただ、インドの平均寿命は七〇歳に届きません。痴呆状態を作る前に亡くなるから、少ないのかもしれません。

**赤ワイン**：フランスも痴呆が少ない国の一つです。赤ワインのポリフェノールが呆けを予防していると言われています。

**ビール**：ホップの苦み成分（イソα酸）がアルツハイマー病を予防するという研究があります。ただし、アルコールの摂りすぎはいけません。

**青物の魚**：青物の魚はＤＨＡを多く含むのでアルツハイマー病の予防によい、ＤＨＡの摂取によって老人斑の形成が四〇％減少するという研究もあります。

**日本茶**：日本茶はどの疾患にもいいという研究が多いですが、四七％から五四％、痴呆の発生を減少させるそうです。

**生ジュース**：果物や野菜のジュースを週に三回以上のむ人は週に一回も飲まない人に較べアルツハイマー病の発生が七割以上低下するという研究があります。清涼飲料水はダメです。

**オリーブオイル・エゴマ油**：エゴマ油はαリノレン酸がだんとつに多いので予防効果抜群という研究があります。ただしこれは熱に弱いので食品にそのまま使うことです。卵かけご飯＋エゴマ油がよいという研究があります。卵の蛋白質がエゴマ油の力を引き出すそうです。

**ココナッツオイル**：アルツハイマー病を予防、改善するという研究もあります。毎日少なくとも大さじ二杯食べるのがよいとのことです。

**納豆**：健康食品の王者です。納豆キナーゼが呆け予防に効果があるともいわれています。

**ブロッコリー**：ファイトケミカル（植物化学物質）が多く体内の酸化を防ぐ、癌細胞の増殖抑制にもよいとされています。

**キノコ**：摂取量が多いほど認知症になりにくいという研究もあります。

**地中海料理**：地中海料理がいいという説もあります。しかしなにも地中海まで行かなくても、日本料理が最高ではないでしょうか。少なくとも日本人のほうが地中海地方より長寿なのですから。

いろいろ書きましたが、食べ物に関してはどのようにいいとか悪いとか言い切ることができません。あくまでご参考程度にお考えください。

それよりも、よく噛んで食べることが大切です。よく噛んで食べるようになって、認知症が改善された報告もあります。

そして、食べるときの心もちも大切です。この食べ物で生かしてもらっているんだという感謝の気持ちをもって食べることです。これは立派にプラス思考です。感謝しているのですから怒ってなどいないはずです、心配もくよくよもしていません。心はゆったりとのんびりと食べるのです。笑いながら、にこにこ顔で食べてもいいですよ。

逆に、なるべく食べないほうがいいものもあげてみましょう。

**清涼飲料水**：アルツハイマー病の発生を増加させます。飲料水の中の人工甘味料が悪いというのです。

**甘いもの**：お菓子やケーキなど糖分が最悪という報告もあります。

## アルコールはほどほどに

「♪生きてゆくのが辛い日は　おまえと酒があればよい」という歌がありました。演歌「ふたりざけ」です。普通は、おまえもいなくて、酒もないから辛いのです。それなのに、おまえもいて酒もあって何が辛いのか、甘えるな！　と言いたいのですが、それはさておいて、辛いときに辛いからと言って、酒で憂さを晴らすことは止めましょう。そういう酒はのみすぎにつながります。身体に決してよくはありません。酒は楽しくのんでこそ百薬の長になるというものです。

私が、「酒・アルコールはほどほどにしましょう。アルコールは脳神経、脳細胞を壊します。のみすぎは禁物ですよ」と言うと、「ハイわかりました」と言って毎日三合の酒をのみ続けた人がいました。その人は毎日五合の酒をのんでいたので二合減らして三合にしたというのです。本人にしてみればこれでほどほどになったと、大いばりだったのでしょう。

同じく、私が「お酒を止めましょう」と指導した人で、後日「先生、私、酒はきっぱり止めました」と言うので、「偉い。よく止められましたね」と言うと「はい。ウイスキーに代えました」と真面目に答えた患者さんがいました。アルコールは止めましょうと具体的に言わなかった私が悪いのです。酒は人それぞれですから「のみすぎないように」と抽象的なことを言ってもダメです。「のみすぎない」というのは日本酒ならば一合を超えないことです。焼酎ならコップ一杯、ウイスキーならダブルで一杯（六〇cc）まで、ビールなら大瓶一本までと具体的に指導します。

毎日のむなら、この、なんでも「一《いち》」という範囲を超えないことが大切です。「一」ならばいいのかと、日本酒を一杯と焼酎を一杯とビールを一本とウイスキーを一杯、みんな一杯ずつ併せてのんだ人がいました。それはだめです。どれか、一杯です。

「休肝日」というものがあります。毎日のむのを止めて週に一日くらい肝臓を休ませましょうというのです。私はさらにもう一日増やして休肝日を二日にしてはどうでしょう、と言っています。これを「酒休二日制」と言います。

日本酒より焼酎がいいとか、ビールのほうがいい、ワインのほうがいいといろいろ言う人がいます。どれもみんなアルコールです。米で作るのか、麦なのか、芋なのか、ブドウなのか。原料が違うだけです。科学的な根拠はありません。アルコールは脳細胞を壊し、脳血管を老化させます。ほどほどにしましょう。アルコールをのみすぎるとアルツハイマーになります。これを痴呆学会では「アルチューハイマー」と言います。

止めるときは止める。プラス思考です。昼間からのまない。もちろん朝もです。夕方暗くなってから、少量をたしなむ程度にしておきましょう。

## たばこについて

脳卒中、痴呆の予防には禁煙は欠かせません。

たばこはアルコールと同様に脳卒中を起こす大きな原因の一つです。血管を狭め、血液からさらさら状態を奪います。足の血管が狭くなれば足が痛くなり、脚をひきずる状態になります。ひどいときは足先が腐り切断ということも起こります。心臓の血管が狭くなれば心筋梗塞です。

心筋梗塞は、胸が痛いな、なんだこれは？　と思っているうちに、恐怖を覚えるくらいの痛みが胸中に拡がり、死亡に至る確立の高い疾病です。

脳の血管にこの状態が起これば脳梗塞です。即ち脳卒中です。即死もありますし、手足の麻痺や言語の麻痺を残したまま治癒することもあります。タバコの煙の中にはたくさんの有害化学物質が含まれています。これで脳細胞がやられます。さらに一酸化炭素中毒もあります。脳に酸素がいかなくなるのです。たばこを吸うことが痴呆につながるのです。

嗜好品と呼ばれるたばこですが、「死行品」とも言われています。今すぐに止めましょう。今止めれば今から効果があります。今日止めれば今日から効果があります。呆けたくないと思うなら禁煙です。節煙ではありません。本数を減らしたってダメです。きっぱりと禁煙です。止めるのです。

さあ、それでは、あなたのバッグや胸ポケットに入っているそのたばこをゴミ箱に捨てましょう。

捨てましたか？　捨てた！　偉い！　それこそがプラス思考です。

## 頭を打たないこと

頭を強打すると痴呆の発症につながるという説があります。

脳に大きな力が加わるのですから脳細胞、脳の組織が損傷しても不思議ではありません。とにかく脳の打撲は防ぎましょう。交通事故に遭わないように細心の注意をもって、車を運転する人は特に注意が必要です。若いつもりになって若いときと同じような運転をしてはいけません。自分ではまだまだ敏捷だと思うのかもしれませんが、そんなことはありません。誰だって歳をとればちゃんと年齢相当に落ちています。とっさの判断、ハンドル、ブレーキさばきに往年の面影はないはずです。自分の年齢を考え、動作がすべて鈍くなっているという自覚の元に、慎重に運転することをお勧めします。

道路を歩いているときも十分な注意が必要です。耳が遠くなってくると後ろからの車に気づきにくくなります。注意力も散漫になりがちです。交差点はとくに気をつけましょう。

自転車に乗るときも注意が必要です。高齢者の自転車を後ろから見るとふらふらしていることがよくあります。自分ではまっすぐに走っているつもりなのでしょうが、自覚しておかないと事故につながります。自転車は頭の位置が高い乗り物です。転倒すると落差が大きく、頭を強く打つ危険が大きい乗り物です。ヘルメットを被るのもいいでしょう。

ただし、歳を意識するというのは「老感」を持つというのとは違います。老感とは「ああ歳だ歳だ。もう歳だからだめだ」と嘆く状態です。

歳を意識するというのは、歳を嘆くのではなく、歳を受け入れて歳と共に生きるということです。

転ぶのも怖いものがあります。若いときはとっさの判断で手が出たり脚をふんばったりして頭を守ることができますが、歳をとると、とっさの動作が鈍くなり頭や顔面を打ち付けてしまうことがあります。歩くときにも十分に注意が必要です。

慣れた家の中にも危険が潜んでいます。敷居のちょっとした段差につまづいて大けがをすることがあります。座布団につまづいたりもします。布団の端に足を取られることもあります。ベッドから落ちて怪我することもあります。

風呂場は特に危険です。濡れていて滑りやすくなっています。玄関にも危険があります。マットが滑りやすくなっていたり、靴を脱いだり履いたりする動作でよろけることもあります。玄関はコンクリートやタイルなど堅い床です。

高い所にあるものを取るときは注意が必要です。人間、上を向くとバランスが崩れやすくなります。ぐらぐらした安定の悪い踏み台など使っていませんか？　バランスを崩してひっくり返ったりします。キャスター付きの椅子にのって高い所のものをとろうとしていませんか？　これは最も危険な行為です。椅子が動いて大けがするのが「落ち」ですよ。無精はせず、しっかりとした椅子や台を使いましょう。

キャスター付きの椅子は座るときにも注意が必要です。座ろうとして椅子が後ろに下がってしまうことが多々あります。若い頃は脚の踏ん張りがききますが、高齢者になるとそうはいきません。ドスンと尻餅をつきやすくなります。そうすると腰椎圧迫骨折です。悪くすると後頭部を強打することにもなります。そうならないためにもキャスター付きは使わないようにしましょう。このように、家の中にも頭を打つ危険な状態はたくさんあります。

庭にもたくさんの危険があります。庭石、踏み石につまずかないようにしましょう。頭を打つ条件はいろいろな所に潜んでいます。

高齢者はしばしば病を怖がります。しかし実際には、病で体力を落としたり健康を損ねたりする確率よりも事故、転倒、怪我で命を縮めたり健康を損ねることのほうが多いのです。転倒には充分注意しましょう。それには日頃から運動をして身体に柔軟性を持たせておくことも大切です。筋力をつけたり敏捷性を養っておくことも大切です。

歳をとると頭の毛も薄くなってきます。ふさふさした毛髪は頭の防護の役目も担ってきました。その防護がなくなってきたのですから、必要に応じて帽子やヘルメットをかぶって作業することも大切です。これを「呆け帽子」と言います。

厚生労働省の研究班が転びやすいかどうかについてチェックシートを作りました。

過去1年に転んだことがある。　5点
背中が丸くなってきた。　2点
歩く速度が遅くなってきた。　2点
杖を使っている。　2点
毎日5種類以上の薬をのんでいる。　2点

このチェックシートで6点以上は要注意ですよと呼びかけています。

まず、過去1年に転んだことがある、が5点に設定されています。1年以内に転んだことのある人はまた転びやすいということです。「また」というか今日にでも転ぶ危険があるということです。

筋力が衰えているのを自覚して運動しましょう。足腰はいくつになっても鍛えられます。背中が丸くなってくると転びやすくなります。ひざが曲がってつまずきやすくなります。背筋をぴんと伸ばして歩くことを意識しましょう。

毎日5種類以上の薬をのんでいるという項目を厚労省がとり上げたのには驚きました。というのは、厚労省というのはいつでも製薬メーカーのほうに顔をむけ、薬が悪いものだとはまず言わないからです。こういうことをお役人が言ってくれるのは嬉しいことです。

さらに、転びやすいのには降圧剤の影響があることも指摘しています。降圧剤への注意を国の機関が取り上げたのは初めてではないでしょうか。しかし言い方がちょっと気になります。

本当はここの文章は「1種類でも、毎日薬をのんでいる人」と正確に書くべきでしょう。「薬の使い方などは医師と相談して」と説明文にありますが、その薬は勝手に自分が手に入れたものではありません。出したのは医師です。薬を出した医師に相談しても無駄なのです。血圧の薬をのまなくてもいいという医師はほとんどいないからです。のんだほうがよいと思っている医師が薬を出すのです。

血圧の薬が原因で夜中に血圧が低くなり、その状態でトイレに起きるので転倒するのです。

これが怖いのです。他にも必要でない薬がたくさん投与されています。それが原因でふらつくことが多いのです。

糖尿病の内服薬、インシュリン注射は知らず知らずのうちに低血糖を招いて、ふらつき、転倒の元になります。転んで大腿部頸部骨折、腕の骨折、頭蓋内の出血を招きます。

高齢者に糖尿病の薬やインシュリンは必要ありません。薬で血糖を下げても下げなくても寿命には関係ないのです。関係ないどころか、薬をのんでいるほうが、インシュリンを注射して厳格に糖をコントロールしているほうが、寿命が短いのです。ここが大事なのですが、医師はわかっていません。高齢者も若者も一緒くたに考えて医療をしています。高齢者には高齢者の体に見合った医療があるはずなのですが、みんな一緒です。ここがおかしいのです。

さて、あなたが服用している薬は本当に必要でしょうか？　薬をのんだら骨が丈夫になると思っていませんか？　決してそんなことはありません。骨粗鬆症は薬では改善しません。それどころか余計に悪くなります。イギリスもフランスもドイツもこの薬を保険から外しました。

コレステロール値が高いのは悪いことと思っていませんか？　よく検討してください。このことは次の第3章で説明します。

# 第3章　プラス思考で医療を考えよう

## 血圧について

結論を先に述べます。

① 血圧を怖がる必要はありません。

② 血圧の薬はほとんどの場合必要ありません。

脳卒中が痴呆を起こす一つの原因になることは前章で書きました。脳卒中を起こす「原因の一つ」に高血圧があります。

「原因の一つ」にと、わざわざことわったのは「原因のすべてではない」からです。世間では高血圧が脳卒中を引き起こすすべての要因であるかのように思っています。一般の人だけではなく医師を含め多くの医療人さえそう思っています。高血圧だけが脳卒中を起こすのではありません。低血圧でも正常の血圧でも脳卒中は起こります。それなのに血圧さえ管理していればよいかのように、日本中が血圧恐怖症に陥っています。血圧恐怖症＝高血圧恐怖症です。本当に高血圧は怖いのでしょうか。

脳卒中には血管が切れる脳出血と血流が途絶える脳梗塞、蜘蛛《くも》膜という部分の脳出血と、大きく分けて三つあります。蜘蛛膜下出血は高血圧とは関係ありません。若い人にも低血圧の人にも起こります。これは脳卒中のうち三％程度です。

脳梗塞も高血圧とは関係ありません。脳梗塞は脳卒中全体の八〇％前後を占めていますが、高血圧とは関係ないということが大事なのです。しかし医師でさえ、脳梗塞は高血圧によって起こると信じています。ましてや一般の人の大部分は、そう考えています。これが、血圧医療が歪んでいる大きな原因です。

脳梗塞は脳の血管がつまって起こります。梗塞という字は、柵があって流れが塞がったことを表しています。流れが緩やかになって詰まってしまうのです。血圧が高くて流れが速い時は塞がりません。血圧の薬をのんだりして圧力が下がり流れが緩やかになるから塞がってしまうのです。脳梗塞という字をよく見て、梗塞とはどういう状態なのか、よく考えてみてください。血管が詰まるのです。詰まるのに高い血圧は関係あるでしょうか？

血液の流れが緩やかになり、血液が淀むから詰まるのです。どぶ川を考えてみてください。流れが速い谷川は詰まりますか？　淀みますか？

脳出血だけが高血圧と関係があるといえばあるでしょう。あくまでも「あるといえば」です。脳出血は血管が破れて血液が血管の外に出て脳の細胞、組織を壊す症状です。脳出血は脳卒中の一五％前後です。一割〜二割です。このように考えると、高血圧で騒ぎすぎなのです。

また、その脳出血にしても、血圧の薬をのんでいれば確実に防げる疾患なのでしょうか。そんなことはありません。血圧の薬を毎日服用していても脳出血を起こす人は起こします。そうすると血圧の薬というのはいったいなんなのでしょう。そうです、血圧の薬というのはほとんど必要のないものなのです。高血圧というのも、ほとんど薬で管理する必要のない疾患なのです。

疾患というより状態というほうが正しいのです。

## 身体の合目的的反応

人間は立ち上がった哺乳動物です。もともと血圧が生まれながら高く設定されている動物なのです。

加齢と共に動脈硬化を起こし、血管も狭くなりますから、血圧を上げないと頭の中を血液が十分に廻りません。人間も生物《いきもの》ですから、本能的に死にたくありません。だから身体は血圧を上げて、頭のてっぺんまで一生懸命に血液を送り込んでいるのです。血圧を上げないと身体の隅々まで栄養を送り込めません。頭にも酸素と栄養を送り込まなければ死んでしまうのです。そこで加齢と共に血圧を上げる作戦を身体はとっているのです。

さらに、人それぞれ動脈硬化の程度も違うし、心臓の力も違います。そこに血圧の程度の差が生まれます。高い人もいれば低い人もいるのです。それぞれが、生きるために必要な血圧を身体に合わせて作り出しているのです。身体は生きるために、命を守るために微妙に血圧を調整をしているのです。

つまり血圧というのは、目的のある身体の反応なのです。これを「合目的的」と言います。肺炎になると熱が出ます。体温を上げてばい菌を焼き殺そうとしている合目的的な身体の反応です。体温を上げると身体の化学工場はがぜん活発になります。肺炎と闘う免疫物質をたくさん作ります。だから肺炎になると高熱が出るのです。身体のすることには目的があるのです。この時、熱冷ましをのんで体温を下げたらどうなるでしょう。ばい菌は再び勢いを取り戻すだろうし、戦う物質を作ろうと火を入れた工場はすぐに操業停止になってしまうでしょう。そして肺炎のばい菌にやられます。

その熱を悪者にして下げようとするから肺炎が治らないのです。肺炎を治すには結果である熱をそのままにしておいて、原因であるばい菌を殺さなければならないのです。ところがこの原因と結果がしばしば間違えられるのです。熱冷ましという薬を出してしまうのです。おかしなことが日本の医療で行なわれています。

コロナ感染症で時々、重症者が出ます。

これも、自然治癒力を損ねる、自然治癒力に反する熱冷ましの薬が一つの原因ではないかと私は思っています。熱は命を守る鎧です、ウイルスと戦う武器です。その鎧を脱がされて武器も奪われたら重症化してしまいますし、悪くすれば死んでしまいます。

一九一八年前後、スペイン風邪で多くの人が亡くなりましたが、これもアスピリンの服用が死亡原因の大半を占めているとも言われています。

熱が出るのは、気温が高いときに汗が出るのと同じことです。合目的的反応です。汗を出して身体の表面から気化熱を奪って身体を冷やそうとするのです。気温の低いときに汗をかきますか？　汗を出したら身体が冷えて病気になってしまいます。気温の低いときは鳥肌をたててふるえさせます。空気は熱の伝導率が低いことを身体は本能的に知っているのです。ふるえは運動です。運動して熱の発生を促しているのです。

身体のすることはみんな合目的的なのです。

私たちは、自分自身が持つその力に守られているのです。

そう思ったら感謝、感謝です。

血圧にも感謝しましょう。血圧が上がったから悪いのではありません。身体を守ろうとして血圧は上がっているのです。

今日からは自分で血圧を測るのを止めましょう。

自分で血圧を測っているときの気持ちはどうですか？

プラス思考ですか？　マイナス思考ですか？

高かったらどうしよう、低かったらどうしようとマイナス思考で測っていませんか？

血圧を測ろうとする心そのものが、マイナス思考なのです。

## 呆けに効く薬

薬をのんだからといって痴呆を予防できることはまずないと思います。

もしかすると血圧が下がって脳梗塞を起こし、痴呆の原因を作っているかもしれません。

血流の流れがわるくなって呆けを呼び込んでいる可能性を否定できません。また、薬の害で早死にするかもしれません。現に今、日本中で一番使われている血圧降下剤（カルシューム拮抗剤）は癌の発生と関係があると説いている学者もいます。脳卒中の予防をして少しでも長生きしようとしているのに、その薬で癌がよけいに発生したのではたまったものではありません。薬というのはそういうものだと理解することが大切です。

降圧剤をのんでいる人のほうが、のまない人に比べて脳梗塞になる率が二倍高いという結果が発表されています。もしかすると脳梗塞は医師が作っている病かもしれません。血圧の薬は止めましょう。

血圧を下げるには薬が簡単なのです。薬をポイと一つのめばあとは努力しなくても血圧は下がります。ところがその薬をのんでいる人を診ると、肥っていたり、酒をたくさんのんでいたり、たばこを吸っていたり、夜更かしをしたり、いつも怒ったり悲しんだり、心配したり苦労したりとマイナス思考の生活をしている人が多いのです。

薬をのむ前にすることがあるのではないでしょうか。しかし、そのためには薬をのむよりはるかに努力が必要になります。努力には時として苦痛が伴うことさえあります。薬をのむことに努力や苦痛はいりません。楽をしているだけです。薬に頼っているのです。ちょっとマイナス思考ではないでしょうか。

他人のことならいざしらず自分のことです。少しの努力もいやだし、少しの苦痛もいやだ、しかし健康は欲しい、では虫がよすぎます。薬をのむ前にまずやることをやってみましょう。

プラス思考です。信念です。勇気です。

肥満は血圧を上げる原因となります。もしあなたが肥っているならば減量しましょう。減量にはかなりの努力と苦痛が伴います。簡単にはいきません。しかし血圧には効果抜群です。高い血圧は見事に下がります。科学的に考えるとすぐにわかることです。肥っているというのは重量があるということです。その重い身体に、心臓は血液を運ばなくてはならないのです。若いときなら、小さな心臓にもそれなりに力があったでしょうが、年齢がいくと心臓の力も落ちてきます。そこで血圧を上げて、ふうふう言ってがんばっているのです。軽くしてあげれば当然血圧は下がります。

血圧が高い人がする第一番の方法は減量です。せめて身長マイナス100の体重にしてください。それでも血圧がまだ高かったら、BMIによる標準体重まで落としましょう。

BMIは身長（m）×身長（m）×22で計算します。160cmの人なら、

1・6×1・6×22で計算します。答えは＝56・32kg

この×22という数字を覚えてください。

肥っている人は勇気を出して、プラス思考でやってみましょう。

酒も動脈硬化を起こし血圧を上げます。ほどほどにしましょう。たばこは、ほどほどではなくきっぱり止めましょう。

夜更かしなどの生活スタイルの乱れている人は生活を見直し、早く寝ましょう。

いつも怒ったり悲しんだり、取り越し苦労をしたりくよくよと過去のことを振り返る人は考え方をプラス思考にしましょう。マイナス思考は血圧を上げます。

仕事で家庭で人間関係でストレスを感じていませんか？　そういうストレスが血圧を上げるのです。とはいえ、生きていればなにかしら悩みはあるものです。そこを「なんとかなるよ。案ずるより産むがやすしだ」と思ってみてください。

私の症例の中に、マイナス思考が血圧を上げるのだなとつくづく思わせた例があります。六〇歳ほどの女性です。悩みは大学生の甥が同居していることです。最初は一緒に住めてよかったと思っていました。ところが部屋は散らかすしうるさいしとだんだん同居がいやになってきました。この方の血圧はいつも一六〇～一九〇です。降圧剤を服用しています。

それがある時から一四〇ほどになり、時には一四〇を切るようになってきたのです。なにかあったのですかと尋ねたら、甥が卒業していなくなったというのです。ストレスがなくなったのです。精神的なストレス、マイナス思考が血圧を上げていたのです。その後、この方の血圧は上がりませんでした。ストレス、マイナス思考が血圧を上げるよい例です。

日常的にもストレスが血圧を上げる例はしばしば経験します。

「今日はどうしたの？　随分血圧が高いね。二〇〇もあるよ」と言うと、「先生聞いてくださいよ。出がけに主人とけんかしたんですよ。主人ったらね……」と言うのです。普段は一三〇～一四〇の方が、出がけに夫とけんかしたために二〇〇にも血圧が上がったのです。怒りや悲しみ、取り越し苦労というマイナス思考は止めてプラス思考でいきましょう。

血圧血圧と騒ぐ医師を信用してはいけません。

その医師は「薬飲ませたがり病」に罹っている医師なのです。

一〇二歳の男性が自室で転んでちょっと頭に擦り傷を作りました。普段は一三〇前後の血圧の人ですが病院で血圧を測ると一七〇ありました。これを診た医師は、血圧が高いと大慌てになりました。そしてすぐに降圧剤を処方したのです。口が悪い言い方で申し訳ありませんが、敢えて言わせて戴くと、全くアホな医師です。病院に行けば、誰でも血圧は上がります。しかも頭に擦り傷を作っているのです。

心が動揺して血圧が上がったのです。命を守ろうとして血圧が上がったのです。しかし医師はそう考えなかった。今その時の血圧が高いことだけが心配なのです。そもそも一〇二歳の方の血圧が若者と同じと考えるほうがおかしいのです。

一〇〇歳を越えれば血圧は一九〇でも二〇〇にでもなります。一生懸命血圧を上げて脳内の血流を保っているのに、歳をとっても若者と同じ血圧の方がよいと思い込んでいるのです。その時その時で一番いい血圧に身体は設定してくれているのです。１０２歳の超高齢者が降圧剤をのんだりしたら、呆けていなくても呆けてしまいます。

血圧についてはこれぐらいにしておきますが、もっと詳しく知りたいという方は、拙書『高血圧はほっとくのが一番』『やっぱり高血圧はほっとくのが一番』（講談社α新書）をお読みください。

## 脳ドック

呆けないようにと脳ドックを受ける方もおられます。

「先生、私、痴呆症にならないでしょうか。心配です。脳ドックを受けたほうがいいでしょうか」という質問をよく戴きます。

どうして脳ドックを受けたら痴呆症にならないと思うのでしょうか。不思議です。しかし一般の人にそう思わせるような巧みな宣伝が行なわれているようです。残念ですが、医療機関でもそのような言い方をしているところがあります。

脳ドックを受けても痴呆の予防はできません。

脳ドックで行なわれている検査はＣＴやＭＲＩがほとんどです。

これらの検査機器は脳が出血や梗塞で損傷を受けたとき、脳腫瘍などができたとき、それらがどの程度の拡がりを持っているのか、どこの場所にあるかなどを検査する機械です。痴呆が発生しそうかどうかはわかりません。ですから、脳ドックはほとんどの場合無駄でしょう。むしろ受けることで不安になってしまうことのほうが多いのです。

「隠れ脳梗塞」などという新語を使って不安を煽るような記事があちこちに出ています。うまい言葉ですね。もちろん、ＣＴやＭＲＩで検査をすれば、それまで気づかなかった脳梗塞は見つかります。それもほとんどの人に一つや二つ、三つや四つは見つかります。見つかって当たり前です。あるのが当たり前なのです。誰にでも起こる加齢現象だからです。当たり前なものをわざわざ見つけ出して慌てる必要はありません。そのままにしておいて不都合はありません。

今後もこのような「隠れなになに」というような新しい言葉が次から次へと出てくるで

しょう。過去には「仮面高血圧」などと「仮面」という言葉もありました。「仮面」を被っているのはどっちでしょう。

「仮面」をかぶって国民を不安に陥れ、金儲けをしようというのですから、敵はなかなか手強いですよ。

医療界は国民に不安を与えることが利潤に結びつくことを知っています。コロナがいい例です。怖い怖いと恐怖を煽り、ワクチン接種に誘導しています。御用学者を使って、不安をかき立てる新語を次々に生んでいきます。新しい言葉に惑わされないことです。

## コレステロールは怖くない

脳卒中とコレステロールはほとんど関係ありません。

しかし一般にはコレステロールが高くなると脳卒中を引き起こすように言われています。コレステロールを怖いものだ、悪いものだとマスコミも書き立てています。大方の医師もマスコミと同じように論調を合わせています。

そんなことはありません。コレステロールは決して怖いものではありません。それどころか身体になくてはならない大事なものです。

コレステロールという検査ほど、日本人の間に定着した検査はないのではないでしょうか。一般の人が基準値二二〇mg／dℓということまで知っている極めて珍しい検査です。ここまでよくも教育・洗脳したものだと感心します。血圧と同じです。国民の側から見ると、教育された、あるいは洗脳された、です。ではだれが教育したのでしょう。そう教育した目的はなんなのでしょう。よく考えてみてください。恐ろしいことです。

コレステロールの基準値（正常値）は二二〇mg／dℓではありません。二四〇だって二五〇だって、二八〇だってかまわないのです。そんなものと脳卒中は関係ありません。

私の患者さんでも、コレステロールを怖がるあまり、あれを食べたらダメ、これを食べたらダメと、食べたいものを我慢している人がおられます。それでコレステロールは下がったか。下がりません。いくら厳格に食事制限をしても下がらないのです。

コレステロールも身体が要求する、必要な量が決まっています。食事から摂れない時は肝臓で作られます。食事で摂りすぎた時は、肝臓での合成は止まります。体内のコレステロールの量の八割は肝臓で作られます。食事は二割程度です。つまり食事にはあまり影響されずに、一定量を肝臓がコントロールしているのです。それなのに世間ではあれはダメこれはダメと厳格な食事指導がなされています。

まったく科学的根拠のない指導です。さらに、コレステロールを下げるため運動しましょうなどと付け加えています。運動しないとコレステロールが下がらないのだとしたら、寝たきりの人はどうするのでしょう。運動をしてもしなくてもコレステロールにはほとんど関係はありません。もしあなたがコレステロールを下げる薬を服用しているのなら、すぐに止めましょう。痴呆には関係ありません。

コレステロールの薬による死亡例も報告されています。その薬は医療機関では普通に使われている薬の一つです。それが肝炎を引き起こし死亡例まで出したというのです。過去にもコレステロールを下げる薬による薬害はたくさんありました。今後も出てくるでしょう。

コレステロールは、薬までのんで下げる必要のないものです。ヨーロッパ、アメリカの医師は女性にコレステロールの薬は出さないそうです。コレステロールは女性の長生きの為に必要だからです。それに比べて日本の医師はどうでしょう。女性を見つけるとすぐにコレステロールの検査をして、少しでも基準値をオーバーしていると喜んで薬を出します。恥ずかしいことです。コレステロール値が高いのは立派な個性だ、ぐらいに思ってください。

血圧の薬ものまない、コレステロールの薬ものまなければ医療費は随分安くなりますよ。医療費は毎年値上がりしています。無駄な医療費を使うのはもう止めにしましょう。

脳出血が減ったのは、国民の栄養状態がよくなってコレステロール値が上がったからです。コレステロール値が上がるということは脳の血管を丈夫にするということです。コレステロールは細胞の膜を丈夫にするのです。コレステロール値が上昇し、細胞でできている血管細胞も丈夫になったから脳出血が減ったのです。コレステロール値を怖がる必要はないのです。

帝京大学とＪＲが行なった協同研究があります。ＪＲでも時々、人身事故が起こります。ほとんどが飛び込み自殺です。この飛び込み自殺者（五五歳から六〇歳男性）を調べてみると、そのほとんどがコレステロールの薬を服用していたというのです。コレステロールの低下は鬱病をまねく可能性があるということです。もしかするとこれらの自殺者は医師が作っているのかもしれません。ちなみに、この話をネットに載せたら他の医師からぼこぼこに叩かれました。

## 尿酸

尿酸の値も脳の疾患に関係あるかのように説明されています。そんなことはほとんどありません。基準値の七・〇を大きく越えていようといまいとまったく問題ありません。しかし最近の健診ではこの検査が必ず入っています。検査数値が高いと脳卒中になるかのように説明を受けます。そんなことはありませんと断言しておきます。尿酸値に一喜一憂する必要はありません。もちろん薬も必要ありません。薬をのんでまで下げる必要はないのです。それどころか尿酸は免疫に関係があり、身体を守っているのだという、尿酸研究の第一人者による研究もあります。

## プラス思考で医療を眺める

マイナス思考で医療を眺めるからあれこれ心配の種が尽きないのです。プラス思考で医療を考えてみましょう。

あなたの身体に起きていることはすべて合目的的なのです。身体は自分の命を守るために目的を持って動いています。身体はプラス思考なのです。

風邪で熱が出るのも身体を感染性のウイルスから守る合目的的な行為です。やけどをしたときに水ぶくれになるのも皮膚の再生を早める身体の合目的的な行為です。悪いものを食べたときに下痢をするのも悪いものを早く外に出そうとする合目的的な行為です。身体は命を守るために頑張っているのです。血圧が高いのは病気ではありません。コレステロール値が高いのも病気ではありません。ここのところをしっかりと理解してください。

医療をマイナス思考で考えると医療の餌食になって、みんな病気にされてしまい、薬をのむはめになってしまいます。自分の身体も医療もプラス思考で前向きに考えることが大切です。

## 薬（化学薬品）が呆けを作る

しかし、最近どうしてこんなに呆けが多いのでしょう。日本は世界一呆けの多い国になってしまいました。

寿命が延びたので必然的に増えたともいえますが、日本人があまりにも沢山の薬をのむからともいわれています。薬が脳を壊していると考える学者が増えています。

はじめに、でも書いたように、脳には化学薬品は入らないバリアー（脳血液関門）があると考えられていましたが、どうもそうではないようです。細菌やウイルスに対して脳血液関門は素晴らしい働きをしますが、化学薬品は簡単に脳内に入りこんでしまうというのです。

現代は、日常口にする食品にも大量の化学薬品（食品添加物）が含まれています。歯磨き粉にも水道水にも調理器具（フッ素、アルミニュームなど）、食品包装材等、ありとあらゆる物が化学薬品で汚染されています。それが脳内に入り込んでいます。防ぎようのないものもたくさんありますが、薬は防げます。自分が服用しなければいいのです。日常的に家庭で服用している薬、病医院で投与されている薬の多くが呆けを招いているとも考えられるからです。

化学薬品をのまない勇気を持ってください。プラス思考です。科学的に考えることです。薬をのまなければ命がなくなるという病はそう多くありません。また、のんだから寿命が延びた、命が助かった、健康になったという薬も多くありません。

もちろん、効く薬もあります。マラリアのキニーネ、強心剤、利尿剤、結核の抗結核約、抗生物質など、いろいろあるのは確かです。しかし、多くの薬は健康にとってマイナスです。呆けをまねく可能性も高くなります。化学薬品を体内に入れるのは危険なことなのです。

ほとんどの睡眠薬は呆けを招くという論文もあります。脳の神経を麻痺させて、眠ったかのような状態を作り出すのが睡眠薬、安定剤なのですから、これらの薬が呆けを招いてもおかしくはありません。

世の中ワクチン、ワクチンと騒いでいますが、ワクチンも危険です。今の日本でワクチンを打たなければバタバタと死んでしまうような、そんな病はあるでしょうか。死にもしない疾患にワクチンを使っているのです。

プラス思考をするほうが、マイナス思考をするよりも身体によい影響があることは、現代の科学・医学が証明しています。

滑ったの転んだの、痛いの痛くないの、いやだの負けたの、暑いの寒いのと不平、不満のマイナス言葉を使うより、ありがとう、よかったよかった、感謝感謝と喜んで、活き活きと勇ましく、溌剌颯爽と生きているほうが気持ちいいことは間違いありません。プラス思考をすればするほど、人は気持ちがいいのです。人間はそういうふうにできているのです。

そして笑いです。いつでも、何があっても、笑いです。笑いは最高のプラス思考です。

「笑う門には福来る」を忘れずに、薬や医療に頼り切らずに、呆けを遠ざけて生きていきましょう。

## あとがき

長生きはしたいが呆けるのは嫌です。呆けると世話をする人もたいへんです。最後まで呆けずに、そして完全燃焼して逝きたいものです。

痴呆の予防法はたくさんあります。

薬なんかに頼らなくても、歌ったり踊ったり、運動したり、ゲームをしたりそれぞれ効果があるでしょう。私が紹介した方法だけがよいというつもりはありません。脳科学に基づいた新しい方法をどんどん取り入れていってください。

本書に書いた様々な方法も含めて、「科学的に考えること」「趣味を持つこと」「人と関わること」「薬に頼らないこと」。しかしそれを続けるためには努力がいります。勇気を持って、呆けを遠ざけてください。

そしてやるからには、にこにこと楽しく、笑ってやってください。

笑ってやるか苦虫をかみつぶしてやるかでは効果に雲泥の差が生じます。

私がプラス思考についてみなさんにお話できるのは、プラス思考と笑い、人の生き方や健康保持の方法を、中村天風という、日本のプラス思考の創始者ともいうべき人から教えを受けたからです。中村天風は、東郷平八郎、宇野千代、松下幸之助、広岡達朗、松岡修造、最近では大谷翔平の各氏など、各界の著名人が師と仰ぐ、知る人ぞ知る偉人です。大きな本屋さんでは天風コーナーを作っているほどです。私は天風最晩年の弟子の一人です。その教えを随所に織り交ぜながら話を進めました。

天風は九五歳で亡くなるまで頭脳明晰、ボケのボの字もありませんでした。プラス思考で生き抜いたからでしょう。

この本を読み終えて、どのように感じられたでしょうか。呆けというものを少しでも理解していただき、プラス思考で日常生活を変えてみよう、医療や薬について考え直してみようと思って頂ければ、著者としてこれにまさる幸せはありません。

著者略歴

## 松本光正（まつもと みつまさ）

1943年生まれ。内科医。公益財団法人天風会講師。

1969年北海道大学医学部卒業。浦和民主診療所所長、おおみや診療所所長を経て、サン松本クリニック院長。天風会講師、日本笑い学会講師、彩の国生きがい大学講師、シニア大楽講師などを務める。

駒場東邦高校在学時に中村天風最晩年の弟子となり薫陶を受ける。

著書に『やっぱり高血圧はほっとくのが一番』『高血圧はほっとくのが一番』（講談社）、『かぜ薬はのむな』『やってはいけない高血圧治療』（角川書店）、『強い人生をつくる中村天風の言葉』『中村天風の教え 君子医者に近寄らず』『検診・手術・抗がん剤に頼らない癌の本』（あっぷる出版社）、『人生いきいき 笑いは病を防ぐ特効薬』（芽ばえ社）『飲み方をかえれば漢方は効く』『呆けない人の15 の習慣』（本の泉社）『お金いらずのダイエット』（地涌社）。共著、監修に『中村天風を学ぶ』（共著／河出書房新社）、『高血圧を自力で治す本』（マキノ出版）、『血圧は高めがちょうどいい』（宝島社） など多数。

# 呆けずに長生き！
## プラス思考で痴呆を予防する10の提案

2021年7月1日　初版第1刷発行

著　者　松本光正
発行者　渡辺弘一郎
発行所　株式会社あっぷる出版社
〒101－0065 東京都千代田区西神田2－7－6
TEL 03－6261－1236　FAX 03－6261－1286
http://applepublishing.co.jp/
装　幀　三枝優子
組　版　Katzen House　西田久美
印　刷　モリモト印刷

松本光正医師の本

## 検診・手術・抗がん剤の前に読む「癌」の本

**過剰な医療が命を縮める**

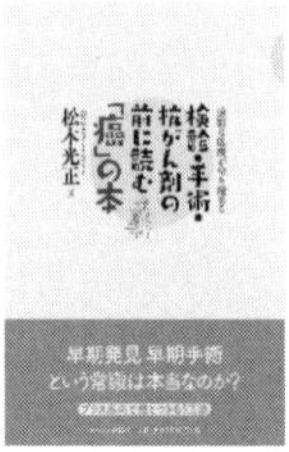


早期発見早期手術という「常識」はどこまで本当なのか？　癌を怖れるのではなく、まだ来ぬ未来を思い悩むのではなく、プラス思考で癌を予防する。

四六判並製 176ページ／定価：本体1500円＋税
ISBN：978-4-87177-334-8

## 中村天風の教え 君子医者に近寄らず

**9割の人は病院に行かなくてもいい**

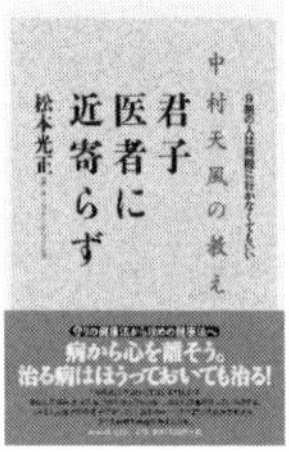


治るものは治る、治らないものは治らない。病感、老感に取りつかれることなく、病から心を離そう。

四六判並製 160ページ／定価：本体1500円＋税
ISBN：978-4-87177-343-0

## 強い人生をつくる 中村天風の言葉

**最晩年の弟子が伝える天風師の教え**

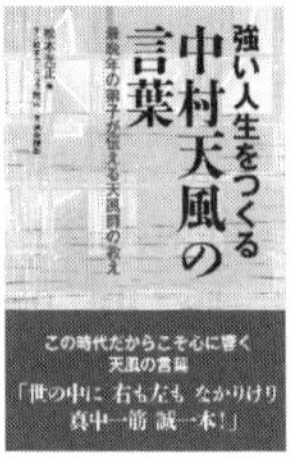


なにが起こるかわからないから人生は面白い！　この時代だからこそ心に響く天風師の言葉。「世の中に 右も左もなかりけり 真中一筋 真一本！」

四六判並製 192ページ／定価：本体1600円＋税
ISBN：978-4-87177-352-2